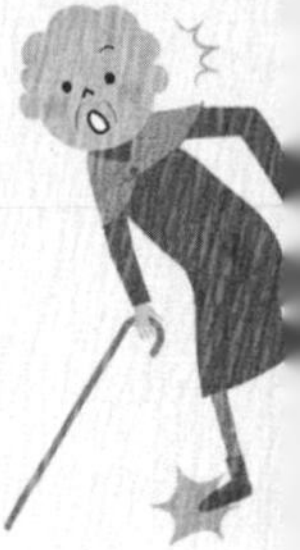

老人の取扱説明書

老後行為說明書

解讀父母最需要你了解的16種行為，
讓相處和照顧更順利

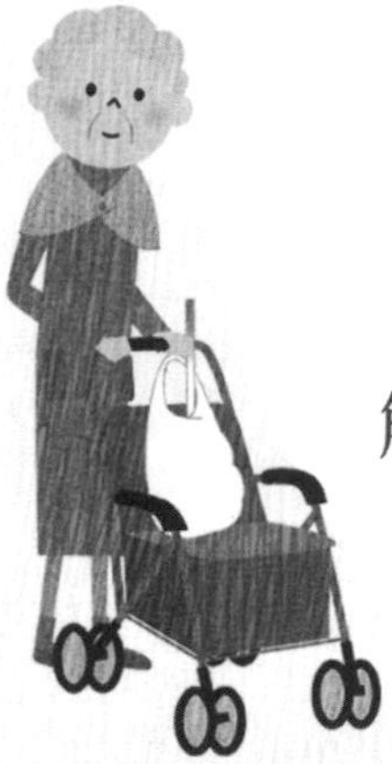

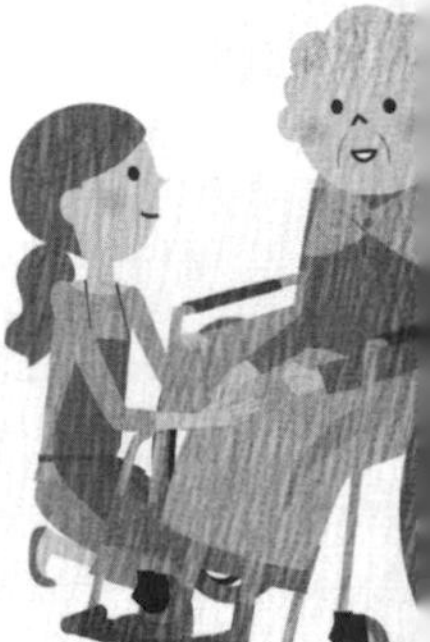

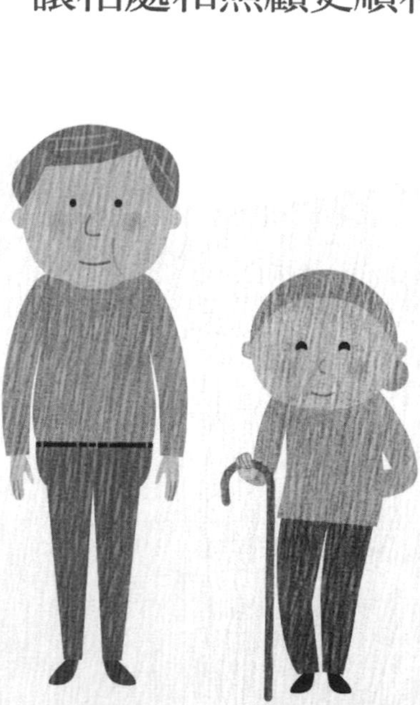

平松 類 著　黃千惠 譯

推薦序

與老年人自在相處，是台灣每個人都要學的功課

老年醫學、安寧緩和專科醫師；TEDxTaipei 講者　朱為民

根據內政部統計，台灣自今年（二〇一八）起，六十五歲以上老化人口超越十四%，正式進入「高齡社會」。也就是說，目前的台灣，七個人就有一個老年人。

也根據國發會推估，到了二〇二六年，台灣六十五歲以上人口會來到百分之二十，也稱作「超高齡社會」。到那時，五個台灣人就有一個是老年人。

我常常在演講中這麼說：「到了二〇二六年，大家每一個人走在路上都要很小心，因為如果不小心去撞到別人，那個人就有五分之一的機會是老年人，萬一他跌倒、骨折、腦出血，就糟糕了……」台下總是哈哈大笑，我卻有點笑

不出來。

面對這樣的超高齡社會，我們真的準備好了嗎？我們知道如何與老年人相處嗎？如果老年人的行為怪怪的，我們知道為什麼嗎？有身體異狀，我們可以提早發現，提早治療嗎？

我認為，與老年人自在相處，是到時台灣每個人都要學的功課。

我的父親，是民國三十八年從大陸撤退到台灣來的軍人，那年他十七歲。一九八三年，我在台中出生了，那年我的父親五十一歲。他跨過六十五歲所謂的老年人門檻那年，我十四歲。可以說，我的成長過程，就是一步步看著父親變老的過程。

我很喜歡的日本作家村上春樹，曾經這樣說：「我一直以為人是慢慢變老的，其實不是，人是一瞬間變老的。」對我的父親而言，也是一樣。

印象中，我的父親是一個身體健壯的人，從我小時候就每天早上五點鐘起床外出快走一個小時，風雨無阻。他個性節制，從不吃零食甜點，體重合宜。過了六十五歲，沒有高血壓、糖尿病、心臟病，我小時候一直以為，他可以活到一百歲。

我常常想，我是什麼時候發現他變老的？是他年紀愈來愈大，開始聽不到我們說話的時候嗎？我跟媽陪他去醫院配了助聽器，榮民還有補助，他卻總是嫌助聽器不合用，不願意戴。於是，我們對他講話的聲音愈來愈大聲。但是，有時候即使大聲，也沒有用。

是什麼時候發現他變老的？是他眼睛愈來愈看不清楚，到眼科去做白內障人工水晶體置換的時候嗎？我記得，那時爸七十幾歲，開完刀在病房休息，二隻眼睛上都蓋了眼罩，日常生活必須由我們協助。看著那張有點像鹹蛋超人的臉，我的心中悵然若失是什麼時候發現他變老的？是他牙齒愈掉愈多顆，到最後必須裝全口假牙的時候嗎？我記得，第一次看他脫下假牙的時候，那張臉彷彿不是我認識的那個父親，雙頰凹陷，唇邊滿布皺紋，他瞬間變得好老、好老。爸總是很認真刷牙、清潔假牙，所以跟他相處，我聞不到口臭？

是什麼時候發現他變老的？是他半夜起床上廁所的次數愈來愈多，甚至白天也無法憋尿的時候嗎？即便是父親到醫院接受了攝護腺刮除手術，加上每天的藥物，依然無法很好的控制他的泌尿道症狀。我永遠記得，二〇一〇年夏天，開著家裡的老TOYOTA帶著父親、母親和太太去苗栗玩。回程在高速公路上，父親突然說要上廁所。「還有半小時，可以忍嗎？」我問。「不行，來不及了！」爸緊張的說。

於是，我停到高速公路的路肩，父親下車，在母親的攙扶下，吃力地跨過圍欄，在路邊草叢中小解。風呼呼的吹，一台一台飛快的車呼嘯而過，我一邊叫著「注意安全！」一邊心裡感到苦澀。

是什麼時候發現他變老的？是他在家裡跌倒，頭撞到地上的時候嗎？二〇一三年六月那天早晨，我飛快趕到台中榮總急診室。在等候檢查的時候，父親又說要上廁所。到了廁所，他吃力地想解開褲子的拉鍊，我跟媽才發現他已經無法站起來了。後來的檢查，確認是腦出血，從那天起，歷經了好長的復健過程，但父親再也沒有靠自己的力量站起來過。

「人是一瞬間變老的。」但是，在那個瞬間之前，可能老人家已經出現了很多訊號，提醒我們，他老了。例如聽不到、看不清楚、開始裝假牙、晚上起來上廁所很多次、跌倒、又跌倒……

如果我們了解老化的過程，也許就能在某個時刻，提早認知到「啊！他老了！」並且提前做出心態和行為的調整。

這本《老後行為說明書》，書名看似俏皮，但卻實際地描繪出每個人老後所產生的種種變化。書中提到的十六種行為，都是在臨床上非常常見，而且可能會被家屬或照顧者認為是「不受歡迎」的行為。經過作者用心的說明，讓我們發現這些行為，不只是老年人生理上的退化，更包含了心理和社會層面的改變或不適應。

閱讀此書，不禁讓我們可以了解什麼是「老」，同時更能夠有方向和方法去面對老化、適應老化。

未來，台灣老年人只會愈來愈多。與老年人自在相處，是現在每個人都要開始練習的功課。

誠摯向大家推薦這本書。

推薦序

不是「照護」、不是「保護」；而是「守護」！

弘道老人福利基金會 執行長 李若綺

會內有位同事申請留職停薪，專心照顧、陪伴罹患癌症末期的母親，最近聽她分享了一段生活插曲，某日，正當她賣力拖著地板時，坐在一旁的母親突然看著她說：「看妳這樣子，我心裡覺得好怪喔⋯⋯。」同事逗趣又撒嬌的回母親：「捨不得看我辛苦呀！」想不到母親的答案卻是：「覺得我自己真的沒用了⋯⋯。」

其實，這位同事在照顧母親期間，一直很重視「維護」母親的自主權與價值感，只要母親體力許可，都還是讓母親繼續以往負責的家務，包括騎車上市場買菜、煮晚餐⋯⋯，就是希望讓母親不要有「我生病了」=「我沒用了」的失落感，但想不到拖個地板，還是引發了母親的感嘆。同事趕緊安慰母親：「唉呀，不是說好了，體力活我來做，需要『技術』的，像是煮飯、買菜還是要靠妳呀！」

聽了同事的分享，讓人再次深刻感受，真正可怕的不是癌症或老化，而是因生理功能退化後，以「照顧」、「安全」為前提，被陸續「剝奪」的各種能力，最後甚至連存在感與價值感也都失去了。

回想這些年，我與夥伴們在長者服務領域上，一直希望讓社會大眾與長者本身都能跳脫、翻轉傳統對老人：不好相處、難溝通、什麼事都做不好，還可能帶來危險⋯⋯等等印象；進而相信只要能理解長輩生理情況，並給予更多的支持與陪伴，老人家其實可以更自立、自主的生活，也才能健康快活、樂享暮年。

所幸，隨著高齡議題越來越受重視，社會大眾們也越來越能改變對「老」的看法與態度，並願意以「同理心」來思考長輩處境，進而改變相處方式，但是，當我們沒有真正面臨生理機能退化所帶來的生活或心理巨變時，很多的「同理」，其實只是一種「想像」，所以，我們以為在重聽的長輩耳邊大吼說話是一種體貼，卻可能造成長輩的不舒服；我們用清淡食物來照顧長輩健康，卻可能讓長輩食之更無味，越吃越少，營養也跟著不足……。

為了讓更多人能理解長者生理功能退化後所帶來的不便，我們的團隊也特別研發一套穿戴教材，透過老化眼鏡、音阻耳塞、駝背背帶、足托器…等設備，讓社會大眾親身體驗、感受看不清、聽不明、走不快……等生理退化狀態，同時搭配爬樓梯、購物、搭公車……等日常生活場景，讓體驗者們可以更深刻感受長輩日常生活中隨時在面臨的困境，以及自己的無心之為可能帶給長輩的傷害或危險。曾有位公車司機在體驗的心得分享中提道，「終於知道自己一個小小踩煞車的動作，對許多老人家來說，都是莫大的『挑戰』。」

除了穿戴體驗外，我們也帶老人家追夢、圓夢，讓大眾看見並相信長者依然擁有的活力與能力……，社會大眾對「老化」的狀況有更多的認識與理解，也才有機會創造真正的高齡友善社會。

而此刻，拜讀著平松類博士的新作《老後行為說明書：解讀父母最需要你了解的十六種行為，讓相處和照顧更順利》，我時而點頭認同、時而對於獲得實用知識而興奮，更忍不住想馬上和團隊夥伴們分享，不只是因為平松類博士的寫作的目的和我們一直努力希望透過理解，進而真正同理的高齡友善社會方向相同，更因為全書容易閱讀且具高實用性。

書中沒有難懂複雜的醫學語言，卻有著醫學根據支持的各種建議，更讓我感佩的是，書中許多觀察到的老化真相，很可能連長期與長輩相處的家人或照護人員、社福人員都不一定會發現，例如，在《行為【6】不愛講話又冷淡》篇章中提到，因為聲帶跟協助發音的肌肉衰老，讓發聲變得比較困難，會讓部份長輩變得沉默，我們卻可能以為長輩內向不愛說話或難以親近而忽略了關心；反之，對於願意開口的長輩則是與之講個不停，卻又忽略長輩藏在話語之下的「辛苦」。

而我個人最喜歡的是在每個篇章後面的「重點摘要」，以條列方式簡明呈現「老化的真相」，再搭上：周圍人容易犯的錯誤、正確應對方式、預防方法、若已有這種情形……等小條目加強讀者印象，更有助於將書中各種老化知識與因應建議確實運用於生活中。

長輩們需要的，不是最高等級的「照護」，不是無微不至的「保護」，而是願意伴隨同行的「守護」，守護長輩的健康、夢想與尊嚴；守護的第一步，就是真正理解對方的需求。若您還總是苦惱著不懂家中長輩的言行、總還是氣惱著被激怒的自己，或許，您可以選擇從翻開這本書開始，踏上認識老化真相之路。

推薦序

照顧爸媽好情緒 健康老化不脫序

台安醫院心身科暨景美醫院精神科主任醫師
國立交通大學管理學院高階管理學程助理教授
台灣精神醫學會暨台灣老年精神醫學會專科醫師
許正典

「苦（許的台語發音）醫師我跟您說喔，我八十五歲的老媽最近幾個月又不太對勁，上午明明說心情很悶想出去走走，急急忙忙穿戴和準備好外出東西，卻又說懶了不要出去；晚上九點說肚子餓了，催促我去買宵夜，等我興沖沖買回家反而告訴我累了要去睡覺了；講話大聲講也聽不到，還怪我對她沒耐心脾氣不好；一直叫我做東做西，但自己最後都不要；晚上不睡說要是關心我，不是要幫我蓋被子，不然就叫我陪她去找過世多年的老爸⋯。再不好好處理老媽的怪異行為，下次可能就換我要來看醫師您的憂鬱門診啦⋯」以上這些情節都是周而復始反覆在我的「高齡身心醫學特別門診」這十幾年來不停地上演中，一面聆聽老人家的委屈陳述，一面安撫照顧者的陪伴心酸，而我則是耐心持續扮演著柯南和阿信的雙重角色醫師甘苦自調，怡然自得啊！

的確，從二〇一八年四月起台灣正式進入高齡社會後（老年人口超過十四%），各種老年議題（長照醫療、高齡友善環境等）更是如火如荼地討論開展中。其實鄰近我國的日本早在一九九四年就進入高齡化社會，且在二〇〇五年就處身在超高齡社會（老年人口佔二十%以上），所累積豐厚的高齡照護和老年關懷臨床與實務經驗最值得我們借鏡和效法。坊間一般醫普書籍都是專科醫師書寫自身領域的專長經歷（如內科描述老菸槍或老心肝、婦產科講述更年期或年邁婦等），要是誰想包山包海全科通論，最後可能會落得「從外太空談到內子宮」的不夠專業之譏。但這本由日本眼科名醫所著的「老後行為說明書」，深入淺出的務實內容卻讓我嘖嘖稱奇及驚喜連連；本書鉅細靡遺地從超過十萬人次的高齡患者診療經驗中，精闢剖析而完整呈現老人家常見的十六種困擾行為。原本還以為眼科醫師大概只是講講白內障或老花眼等老人常見眼科毛病，最多再帶到和老人眼力退化需要做好的相關生理照護和功能維護；想不到平松類醫師具備超好的眼力和腦力，看到了眼睛這靈魂之窗在老後被打開的諸多「行為業障」，也只有這麼豐富的用心觀察和用力診療（心眼深），才能描寫出這麼多面相的老人行為背後原因和發生結果（心機重），進而協助照顧者們改善對應方式和做好預防建議。

正如同本書作者的初衷所言，是希望這本「老後行為說明書」能夠提供老父母最需要我們了解的真正老化相關課題而不是故意或有意的行為表現，讓相處陪伴更優質，讓照顧照護更順心順利，也恰好呼應我的另一本書（請參閱拙作：《不老陪伴指南》）所揭示的精神，都希望有幸做為子女的我們能「照顧爸媽好情緒，長伴快樂不顯老」。當親愛的老人家變得難相處該怎麼辦？請記得作者把「視病猶親」反映為「視親猶病」，如果老化是一種病，那就好好應用書中的生理醫學和精神心理學，來了解真正老化的病因，學習作者累積超過十萬名診次的大數據經驗，演算出正確的解讀應對及改善方法。老人家在包容支持體諒輔助的優質陪伴下，就比較不會再為身體老化所苦，更可重新找回最初建立家庭的溫馨和享受人生再次綻放的健康生活；而作為子女們也可從日益改善的互動和相處中，建立中年自信的自我成就，也能維持和父母小孩親密關係適當平衡，有道是「頭過身就過」，不再為照護陪伴所苦，讓脾氣情緒變好，身體也會自然好啊！

這邊我對平松類這位「非典型」眼科醫師能結合心眼的看診功力予以高度評價，也提醒我們專科醫師及醫療專業人員，在面對高齡海嘯來臨時要培養醫學院所教導的「全人醫療」能力；各專科醫療在老人醫學中是要跨領域學習和多團隊支援，也惟有透過「眼、耳、鼻、舌、身、意」所謂身心醫學的實踐，方能解開老化給老人「六根不淨」之困惑與誤解。書中跟「眼」相關的行為：走路悠哉闖紅燈，愛看購物頻道或色情網站而容易被詐騙；跟「耳」相關的行為：不想聽會假裝沒聽見，突然大聲吼叫或那個這個不認真講愛指點；跟「鼻」相關的行為：沒自覺卻很嚴重的口臭，不斷吐痰又動不動嗆到咳嗽；跟「舌」相關的行為：會在家人辛苦做好的料理上狂灑調味料，恐懼變瘦卻一直變小的食量；跟「身」相關的行為：常在意想不到的地方跌倒，明明沒有甚麼積蓄卻愛亂花錢儲物；最後跟「意」相關的行為：把屎把尿睡不好，明明已約定卻忘得一乾二淨。

人生的最初及最終的兩階段：孩童和老人，都是學習的階段，活到老也要學到老。我的老師也曾告訴我：「老人是學生也是老師，老人更是老學生」；老而好學，不亦樂乎，每天有得學，快樂得不得了，那裏還有這麼多的惱人困擾。感恩上天給了我們號稱「萬物之靈」的軀殼，在使用了六七十年之後，是否也要好好學習如何保養維護？就像是每一輛骨董法拉利或保時捷車，需要我們正確了解與用心感受在厚重引擎聲響下的迷人魅力；只要我們認真閱讀這本老人行為SOP，按照上面行為指南的建議並確實執行，就能把高齡危機變成熟齡生機和逆齡商機，協助陪伴我們親愛的父母及老人家們，開心放心悠然自駕馳騁於「雖然近黃昏，夕陽無限好」的樂齡人生大道！

前言

⊙老年人難相處行為的原因，其實不是失智症或是個性變差

「老年人啊～就是容易發脾氣，講話雞同鴨講，別人的意見也聽不進去。要不就是老番顛做事顛三倒四，有的還會故意找人麻煩。」

您對老年人是否也有這樣的想法？

許多人認為造成上述狀況的原因，不外乎是：「罹患失智症所以變遲鈍」、「腦筋僵化太過頑固」、「嫉妒年輕人」、「憤世嫉俗」等。

其實這些都是對老年人的偏見。真正的原因跟前述原因有部分關連，但整體而言跟讀者的想像有非常大的差別。

到底為什麼老後會做出這些令人困擾的行為呢？答案是「**老化所引起的生理變化**」，而非失智症引發的遲緩問題或個性變差。現在我們已經能以醫學角度來說明這些行為背後的原因，也許就可以讓大家解決目前的困擾，並做出預防措施。

但就算如此，還是有許多人與老年人相處時頻頻失誤，而讓狀況變得更棘手。

⦿為什麼老年人會無視交通號誌，直接闖紅燈呢？

讓我們來舉一個例子：

老年人常在紅燈、或在快轉成紅燈時過馬路。這樣很容易發生車禍，非常危險。於是旁邊的人會想：「腦袋糊里糊塗的，真的很受不了」、「是不是覺得駕駛人一定會停下來禮讓他，所以才這麼放心過馬路？也太任性了吧！」

但事實上幾乎不是如此，而是**老化引起的生理變化所導致的必然現象**。這些變化包含：

- **老年人眼瞼下垂，又彎腰駝背，常看不見上方的紅綠燈。**
- **老年人怕跌倒，所以總是盯著自己的腳走路。**
- **日本的交通號誌留給行人過馬路的時間太短了，老年人來不及過完馬路。**

原因就是這一類的生理變化，跟失智症或個性變差問題毫無關連。

明白這些變化乃是「老化的真相」是非常重要的。

如果了解這些變化並能正確應對，就算身邊的老年人出了問題也可以冷靜處理。老年人也比較不會因無法行動自如、或因難以解釋自己的狀況而退縮自卑。

筆者在本書中會以醫學的角度，深入淺出解釋「老化的真相」；並說明老年人自己該如何應對，及身邊的人又該如何應對。本書簡而言之就像是一本

「老後行為說明書」。在此不討論艱深的病理，純粹介紹大家可以簡單上手的實用方法。

以上文所舉的「過馬路闖紅燈」情境來說，我們該如何因應呢？

■老年人本身的因應策略：

- 利用四輪助行購物車來加快步行速度。
- 做簡單的眼部運動，避免眼瞼下垂（詳見內文第三章行為【8】）。

■身邊人的因應策略：

- 把斑馬線的「白線和間隔部分」加起來視為一個單位（約一公尺），測量老年人能否在一秒以內走過。
- 平常開車時要意識到路上有低頭走路或看不見上方紅綠燈的老人。

此外還有很多例子：

「同樣的話一直講一直講，聽到都會背了。」

「會突然間發飆大罵：『吵死了！』」

「特地做菜給她吃，結果她淋了好多調味料在上面。」

像這類老後的難相處行為，後面都會加以舉例。難相處行為背後的真正原因，也就是「老化的真相」，我會一一詳盡解說，並進一步說明老年人自己和身邊人可以實踐的應對方法。

某些情況會提供多種解決方案，各位讀者可以不必全部實行，我只是盡量提出可行的解決方案。各位就從做得到、或是想嘗試的方法開始實踐吧！

⊙筆者診治超過十萬名高齡患者，遍尋海內外醫學文獻才明白的「老化真相」

我是個眼科專科醫師，門診病患中有許多長者。行醫生涯中已經診治超過十萬名老年患者。雖然我專攻的是眼科，但我發現患者除了眼睛以外，耳、鼻、口、手、腳等部位也都出現老化現象。

為了探究老年人為何經常做出令人困擾的行為，以及老年人和身邊的家人該如何因應以減輕影響；於是我研讀了許多海內外的最新論文、資料和文獻。並且為了對老年患者有所幫助，我也一直在研究「診療溝通法」，讓醫師們能夠以簡單明瞭的話語向患者說明這些真相和對策。

這本書，就是累積了上述多年的知識和經驗，殫精竭慮整理而成的。

坊間現有談老年健康的書籍，幾乎都聚焦於失智症和銀髮族心理健康等主題，像這樣深入探討身體各部位的細節的，應該是前所未有。所以我決定整理各種生活中可以派上用場的具體解決策略。

話說我以前不懂什麼是「老化的真相」時，也經常被老年患者惹惱。後來我自己去找文獻來看，研究該怎麼應對，然後實際用在患者身上。醫學院和醫院只教我們醫療知識和技術而已，沒有人教醫師該如何跟患者互動。就是因為這樣，才會有這麼多冷漠的醫師。

多虧那些年的研究，現在我終於可以跟高齡患者順暢地互動了。

有一次醫院來了一個患者，是一位上了年紀的母親。陪她來看病的女兒問了她好幾次「是右眼看不清楚嗎？」，這位母親總是沒反應。於是我就用本書裡介紹的技巧跟這位母親說話，她立刻答道：「是的，右眼看不太清楚。東西看起來都歪歪的。會跟我這樣說話的醫師只有你啊！真是謝謝你！」

其實我只是因為明白老年人耳朵「老化的真相」，而採取了最佳的行動罷了。詳細將在後文介紹。

⊙這本書主要寫給三種讀者：

一、家有老年人的讀者

關於該如何與老年人互動，不管去問人、看書或電視，得到的答案都不外乎「以寬容的心溫柔對待」、「只要好好地聽他說話，就能跟他溝通」等表面的建議。讀者看到這種建議時難免會自責「我為什麼不能溫柔地聽老年人說話呢？」

會給「只要好好地聽他說就可以溝通」這種建議的，都是沒有跟老年人實際相處過，缺乏科學、醫學知識背景的人。這並不是讀者的錯。

本書的建議，則有充分的醫學根據支持。了解這些醫學根據之後，讀者就會不再那麼焦慮，而能給予長者真正的協助。

二、對自己即將來臨的老年生活感到不安、或已邁入老年的讀者

老年人雖然沒有惡意，但在跟人相處時總是容易產生摩擦；或就算努力溝通，卻好像總是抓不到對方的重點。讀過本書之後，可以重新釐清自己「做得到」和「做不到」的事。並能沉著自處，不做帶給別人麻煩的行為，連帶地也應該不會那麼缺乏自信了。

有人說「人一旦老了，就沒用了。」但我認為並非如此。年紀雖然增加，卻非全部的機能都衰退，身體也還有許多肌肉能使得上力。這部分後面內文將詳細說明。

三、工作上會接觸到老年人的專業人士

主要是醫療與照護人員。但其實不限於醫療，業務人員、服務業者、商品開發者，幾乎社會上所有人的工作都可說與老年人相關。

尤其是業務人員和服務業者，如果不懂「老化的真相」，恐怕容易被客訴

「講話態度很差」。若採取讓年長者開心的行動，客戶應該也會跟著增加吧！開發銀髮族商品的業者也一樣，讀過本書之後應該能開發出對銀髮族有真正助益的商品吧！

這本書如果能對以上三種讀者有幫助的話，就是我莫大的榮幸了。

那麼我們就從第一章行為【1】「不想聽的事情會假裝沒聽見」開始吧！

平松類

目錄

第1章 三大典型難相處行為

第2章
看似壞脾氣的行為

第3章 造成周圍人困擾的行為

行為【10】明明約定好了卻忘的一乾二淨 167

第4章
讓旁人看了擔心的行為

第 1 章

三大典型難相處行為

行為【1】

不想聽的事情會假裝沒聽見

A太太跟先生回婆家過年，很自然地開始幫忙煮飯備料、打掃清洗等家事。正當A太太手忙腳亂地洗完一堆碗盤後，發現外面還有一個碗沒洗到。碗在婆婆伸手可及的地方，而婆婆正好整以暇地喝茶。

A太太手上洗碗精都還沒沖乾淨，便大聲喊：「媽，不好意思，可以幫我拿那個碗來嗎？」沒想到，婆婆完全沒反應。A太太心想：「她是假裝沒聽見嗎？連拿個碗給我都不肯？」

這時先生也說話了：「媽，要不要吃水羊羹？」

婆婆立刻回答：「好！」

看著婆婆高興地吃著水羊羹，A太太非常驚訝。怎麼想都是自己離婆婆比較近，說話也夠大聲，怎麼婆婆就只聽得見先生講話呢？

⊙年輕女性的聲音裡藏著某種祕密

老年人的確有時會對別人的話沒反應，一般人很容易認為是因為「他不喜歡我」、「他對這話題沒興趣」、「頭腦遲鈍了」。

其實大多數不是「不想聽別人說話」，而是「真的沒聽見」。

七十到七十九歲的長者有近半數，八十到八十九歲的長者有七成患有重聽。1）所以跟七十歲以上的老年人說話時，他們比較常出現的狀況是「聽不見」而不是「不想聽」。

很多人可能會這麼想：「但我爸媽可以聽收音機啊，那應該就沒有大礙

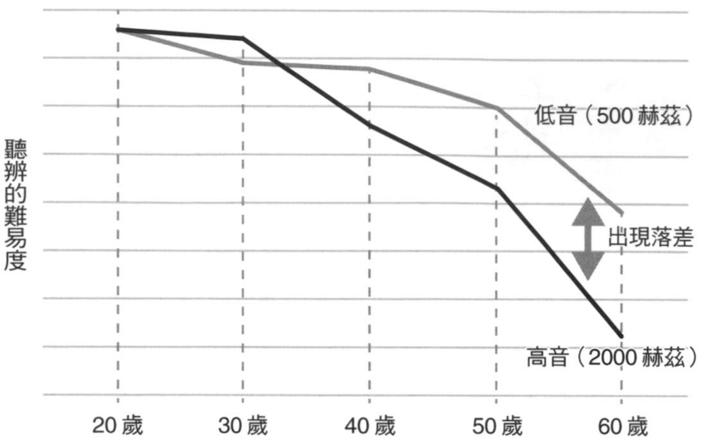

圖一　聽力隨年齡下降的情形

吧？」沒錯，重聽的人儘管耳背，卻多多少少可以聽收音機。

由老化所造成的重聽，並不是**「完全聽不見」**而是**「部分聲音聽不清楚」**。**音調高**的聲音（尤其是**年輕女性**的聲音），對他們來說特別聽不清楚，所以才會經常出現唯獨不理會女兒或是媳婦的情形。

「明明能聽收音機，卻聽不見我說話。一定是假裝沒聽到！真是夠了！」其實不需要這麼生氣的。

一般人說話的音域通常落在

五百到二千赫茲（Hz）的範圍內。赫茲是表示聲音頻率高低的單位，數字越大聲音越高，數字越小聲音越低。五十歲之前，同樣的音量下，不管高音或低音都聽得很清楚。

但到了六十歲，二千赫茲的音量就必須放大到五百赫茲的一．五倍才聽得清楚。2）因此**年輕女性的音量須是男性的一．五倍**，老年人才聽得見。（圖一）

所以，如果您的聲音沒有被聽見，可能是因為您的聲音特別高。這時不要覺得「故意無視我，真討厭！」而要想**「是因為我的聲音特別年輕啊！」**這樣會比較釋懷吧！

壓低聲音、面對面、慢慢地說話

我也常在門診中看到陪老年人來的年輕女性失去耐性的樣子，嚴重時甚至還會吵起來。

遇到這種情形，該怎麼跟老年人說話呢？

看診結束的時候，我說：「之前已經開過藥了，所以三個月後再回診就好了。」

女兒問媽媽：「還有藥嗎？」媽媽回說：「什麼？」女兒有點不耐煩地提高聲量再問一次：「還有藥嗎？」但媽媽連女兒大聲問話都聽不見，一臉疑惑。

護理師便問這位媽媽：「您的藥還有嗎？」媽媽才回答：「還有，可是我擔心會用完，可以再給我一瓶嗎？」

如果希望老年人聽見我們說的話，不妨試試看護理師這種容易理解的表達方式。重點有三個：「壓低聲音、放慢速度、面對面講」。

一、「盡可能壓低聲音」說話，老年人比較容易聽得見

這就是為什麼老年人聽不到女性聲音，卻聽得見男性聲音的原因。身為男性，我的聲音比較低，這對我和患者溝通時頗有助益。

在醫院、照護現場或是賣場等和老年人直接接觸的人員，經常無意識地壓低聲音說話。問他們原因，得到的答案是「我也不知道耶！只是好像這樣別人比較聽得見。」但一般不懂這個道理的工作人員，只會拉大嗓門講話，老年人聽了當然當場臭臉。聲音是「重質不重量」的。

二、放慢速度，把一句話分成幾段來講

我有時也會被人說講話太快，不過看診時我會把速度放慢。只要意識到「要跟對方用同樣速度說話」，就可以放慢速度。如果對方慢條斯理地說：「早安，您好。」我們卻連珠砲似地答：「早啊！今天真是熱死了有夠煩的。」對方會無法聽進所有的內容。

一口氣說完「您的藥還有嗎？」這個句子，試著分成「您的藥」、「還有嗎」，對方就比較容易聽清楚。就像外國人一樣，一個詞一個詞地慢慢說。

但有些人誤用了這種表達法，以致於聽起來好像把對方當傻瓜，或像是在哄小孩似的，因而得到反效果。因此請記得重點是「**為了讓對方容易了解，懷著敬意把句子分成幾段來講**」。

三、與老年人面對面，看著對方的臉部說話

您在跟別人說話時，眼睛都看著什麼地方呢？是看著旁邊的景物？還是盯著對方的手？

有重聽的人，因為怕自己聽漏別人的話，通常會緊盯著對方的嘴，全神貫注地聽。如果下次有機會和重聽者談話，請確認一下他的眼睛在看哪裡。

如果從重聽者的旁邊或後面跟他說話，他就看不見口型。如果戴著口罩講話更糟糕，不但對方無法看見口型，聲音也會變得模糊。因此我建議**跟老年人講話時要把口罩拿下來**。

假設已經試過上述方法還是不管用，請試試接下來的辦法。

當老年人重聽到連面對面講話都聽不清楚，請**直接對著聽力較好、或裝有助聽器的耳朵說話**。如此一來老年人會聽得比較清楚。另外老年人常無意識中將聽得比較清楚的那一側靠近說話者。

就像音調高低會影響到辨別的難易度，不同的音節也有這樣的情形。日語的母音a、i、u、e、o是比較容易聽見的，而子音發得小聲，就不易聽見。子音中也有難以聽辨的，例如五十音中「sa行」及「ta行」。遇到發音很難辨認的詞彙時，換個說法讓老年人比較容易懂。

理解這一點之後，以後跟老年人講到難發音又難聽懂的詞彙時，請特別注意發音。或者將同樣的意思換種方式來說，也是權宜之計。

試試模仿新聞主播的說話方式吧！

要讓重聽者聽得懂，我很建議參考電視新聞和廣播節目裡的說話方式。我常受邀上電視和廣播。為了確保收視或收聽率，不只要充實談話內容，也必須注意詞彙、語速。

電視節目我推薦的是晚間新聞和資訊性節目。比起其他時段的節目，晚間新聞在詞彙選擇、播報速度等方面都下了十足的工夫。我上電視時也被要求「可以像—這—樣—慢慢地講嗎？」我本來暗忖，講得這麼慢是否會造成反效果，令人更聽不懂。後來發現完全多慮了，正因我講得慢而受到年長者好評。

至於廣播因為只能靠聲音傳遞，說話速度必須放得非常慢，有許多節目是很適合老年人聽的。我上ＮＨＫ（日本放送協會）的晚間節目跟ＴＢＳ電視台的晨間節目時，經常有很多年長患者跟我說「我有收聽您的廣播節目喔！」

此外，我在詞彙選擇上也花了很多心思。電視台工作人員提醒我，提到數字時不要把數字一整串地批哩啪啦講出來。有些發音相似的詞也要注意，例如「理髮院」跟「立法院」，聽眾（觀眾）容易混淆。這時不如換個詞彙，比方

「剪頭髮的店」，一聽就懂。電視台連細節都下了工夫希望觀眾聽懂，若能將這些方法應用在日常生活中，應該會非常有效果。

1日5分鐘！改善聽力的超簡單訓練！

是否有方法可以預防重聽？聽力減退的原因多半是壓力、糖尿病、高血壓等。這些不只對聽力有影響，可說是萬病之源。

特別容易對耳朵造成傷害的是什麼呢？就是生活中的巨大噪音。**聽耳機時開的很大聲會對耳朵造成傷害**。有些老年人因為聽不清楚，但又怕打擾到旁邊的人，會戴著耳機聽廣播或看電視。但這麼一來反而使重聽惡化。

關於耳機的使用限制，世界衛生組織（WHO）建議應「以最大音量之六十%，使用一小時為限」。3）但因每家廠商的最大音量不盡相同，有些六十%音量仍然過大。如果已經開到六十%音量卻仍不舒服，最好將音量調的更小。選擇有消除雜音功能的耳機，也可以聽得更清楚。

有些人的工作地點有巨大噪音，例如工地。這些噪音不是個人能夠控制的。4）這些人年紀漸長後，經常會出現聽力受損的情情。但是自己的身體要靠自己來保護，所以建議可以**戴上耳塞，並記得隨身攜帶**。

若欲進一步改善聽力，我在這邊介紹一個訓練法。這個方法很容易實行，總共需時八週，聽力可以增進兩倍左右。5）**聽收音機或音樂時，將音量漸漸關小，直到快聽不見但仍能聽見的程度**。每日一回，持續五分鐘即可。很簡單吧！

另外覺得聽不清楚的時候，可以將手放在聽力較好的耳朵後方，也是較容易聽清楚的方法。

老化的真相【1】

一、並非所有的聲音都聽不見。

二、聽不清楚音調高的聲音，特別是女性的聲音。

重點摘要

◎周圍人容易犯的錯誤

・大聲地重複說好幾次。

◎正確應對方式

・說話時把口罩拿下來，讓老年人看見說話的嘴型。

・壓低聲音，慢慢說。

・從老年人的正面跟他說話。

・對著老年人聽力較好的那側耳朵，或是戴有助聽器的耳朵說話。
・用與年長者同樣的速度說話。
・把一句話分段來說。
・模仿廣播節目主持人、新聞主播的說話方式。
・講數字的時候，盡量不要一口氣講完。
・遇到「理髮院」跟「立法院」這種發音相似的字，盡量換個說法。

◎預防方法

・盡量不使用耳機（包含頭戴式與入耳式）。
・將音量調小。
・若經常身處有巨大噪音的地方，記得使用耳塞。

◎若已有這種情形

・試著用手放在耳後來聽人說話。

・每日進行聽力改善訓練。把音量盡量調到小來收聽節目或音樂。

※每節最後的「讓自己不要變成這樣的預防方法」，可能會與「周圍人應採取的正確措施」的部分內容重疊。

如前文所述，長者的聽力應該不怎麼好。但老年人有時候卻會突然怒罵「吵死了！」這又是怎麼一回事？而我們又該如何應對呢？下一節將詳細說明。

行為【2】

會突然生氣大吼「吵死了！」，然而自己說話也很大聲

B小姐是托兒所的老師。托兒所不是很大，沒有讓小朋友奔跑遊戲的空間，所以她每天都帶小朋友到附近的公園玩。這一天，她領著五個孩子去公園，一路上確認沒有人脫隊。雖然工作很辛苦，但一看到小朋友的笑容，B小姐就有了工作的動力。

公園裡有個留著落腮鬍的老爺爺坐在長椅上，一直抖動身體，神情看來有些緊張。B小姐感覺氣氛不太妙，便讓小朋友避開他。沒想到，老爺爺突然大吼：「從剛才就一直吵得要死，混帳東西！」小朋

友都嚇得躲到公園角落裡。

B小姐趕快把被嚇壞了的小朋友集合起來，決定先把孩子帶回去再說。但如果明天這個老爺爺也在公園裡該怎麼辦？B小姐一邊帶著孩子回托兒所，一邊煩惱地想。

⊙耳朵不好，嗓門會跟著變大

在電車等公共場所中，時常可以聽到老年人大聲說話。清晨第一班車的車廂內，乘客們都靜靜地閉目養神，卻有老人高聲交談：「最近我家附近在施工，真受不了。政府這樣亂用我們的稅金，未免太可惡了！」、「我們只是想安安靜靜過日子而已呀」。聽到這裡真想跟他們說：「需要閉嘴安靜一點的，應該是你們吧！」

老年人會這麼大聲說話，原因是**聽力減退**。說話的人跟聽話的人都聽力不佳，所以不會發現雙方都很大聲，以為只是用平常的音量聊天而已。

假如老年人很少出門活動，更可能會因為可以出門而開心得高聲談笑。門診也有一些高齡病患不自覺地大聲講話。「這邊可以坐嗎？」、「走路累死啦！」來看診的老人這樣扯著嗓門大喊，連醫院員工聽了都嚇一跳。年輕員工甚至以為老人家生氣了。

其實，老人家並沒有生氣。「那個年輕人做檢查很仔細，動作很溫柔呢！」他們會這樣稱讚，可見得並沒有生氣。老年人其實只是想要跟人輕鬆地聊天，卻因為口氣粗魯又大呼小叫，把氣氛都破壞了。

我們很容易以為「人老了，個性就會變差」，但其實**變差的不是個性，而是耳朵**。

聲音太小聽不見，聲音過大又不高興

此外，老年人不只容易講話大聲，也比年輕時更難忍受吵雜的噪音。不管是小孩子的打鬧聲或是狗叫聲，他們的難受程度都比一般人高的多。因此才有會老年人反對住家附近開新的托兒所，或是怒斥小朋友太吵了。

雖然可能會有人覺得「這些老人真是不講道理！小孩可是寶啊！」、「果然老人就是很難搞」，我還是希望各位把這一點放在心上：長輩們聽到小孩的吵鬧聲會覺得生理上很難受。否則，做父母的會以為反正老人家疼孫子孫女，吵一點也無妨。雖說他們確實會疼愛自己的孫子孫女，但若長時間吵鬧或哭個不停，就算親如爺爺奶奶，也是會突然發火的。

老年人除了音域高的聲音聽不清楚以外，還常有另一種現象叫做**響音重振**（Recruitment），意思是**當音量超過一定限度，會突然感覺非常吵**。研究顯示，七十歲以上的長者有七成特別容易感覺周遭吵雜1）、2）。也就是說，高音太小聲時聽不見，太大聲時又會突然間彷彿耳鳴般耳朵疼痛。

所謂令人痛苦的聲音到底是怎樣的聲音，不太容易解釋。令人痛苦的聲音有很多種，大家可以想像類似金屬摩擦的尖銳聲音，或是用指甲刮過黑板時的聲音。

重聽越嚴重，聽不清所有的聲音、或對高音域的聲音感覺痛苦的現象就越嚴重。

如果身邊有長者經常抱怨小孩或動物的聲音很吵，就有必要花些心思和費用來做**隔音**措施。例如將隔音牆的厚度（重量）增加兩倍，其效果相當於把音源隔遠兩倍距離。3）

如果在施工現場，用布料之類的物品來阻隔聲音，效果也不錯。

攝取鎂，吃飯八分飽

4）想要改善聽損，首先從食物著手。研究顯示，**鎂**對改善聽損效果顯著。

日本對國民每日攝取鎂的建議量，男性為三百二十毫克，女性為二百七十毫克。5）但很難從單一食材中攝取足夠的鎂。**海藻類**富含鎂，每一百公克綠藻約含有三千二百毫克的鎂。但是，一碗味噌湯裡只有四克的綠藻（約有一百三十毫克鎂）。羊栖菜一餐以五克計算的話，含三十二毫克的鎂。

堅果類也富含鎂，一杯可可豆（六克）約有七十三毫克，十粒杏仁（十一克）約有三十一毫克。因此可以採取**喝可可配杏仁**這樣的複合攝取法，利於增進攝取效率。6）此外，鎂對**改善便秘**也頗有助益，對女性來說是一大福音。

其他對聽力有益的營養素，還包括**維生素C與E**。

吃飯八分飽，對改善聽力也有幫助。7）平時不要吃太飽，可以減緩聽力退化。八分飽養生法大家都耳熟能詳，對耳朵的影響尤其顯著。

此外，研究也已經確認，**重聽患者容易罹患失智症**。比起常人，重聽患者身體的老化多了八．六歲。8）另外還有研究顯示，重聽者在三年內需要照護或死亡的比率，是無重聽者的二至三倍。9）

為什麼會發生這些現象？雖說人類接收資訊最重要的管道是透過眼睛的視覺，但透過耳朵進來的資訊是最多的。

若是從耳朵進來的資訊被擋掉了，老年人跟周遭的互動一定會變少，連在超市結帳時跟收銀員講話都變得意興闌珊。也無法了解電視、廣播的內容，內心世界會變得非常孤單。

申請助聽器購買補助

不管聽損程度輕重，都可以用助聽器讓自己的聽力接近常人。如此一來可減少生活上的不便，二來也比較不會罹患失智症。10）

但是在日本，助聽器似乎不如國外普遍。11）英國有四十二．四%的重聽者使用助聽器，美國有三十．二%，但日本只有十三．五%，連一半都不到。

這是非常可惜的。仔細深究原因，似乎是日本人壓根兒就沒想到要用助聽器。就算用了助聽器，配套系統制度也不足。

而且助聽器不像眼鏡，一戴上就可立刻改善視力。戴上助聽器後需要一段時間適應，因此接受度較低。許多人以想立即見效的心情買助聽器，便會感覺「好不容易買了，卻派不上用場」。

怎麼做可以較快適應助聽器呢？

■請經常回到購買的門市做調整

助聽器必須一邊調整一邊使用，平均需要調整五、六次。12）也許讀者會覺得很麻煩，但助聽器價值不斐，找出正確使用方法，才不會白花冤枉錢。

■不要一戴上助聽器就到戶外使用

請先在安靜的房間裡戴上助聽器，試著辨別聲音。接著開始在一對一談話時使用。慢慢地讓自己習慣戴著助聽器與兩、三個人對話，最後再到戶外使用。像這樣循序漸進，很快就能夠適應了。

助聽器確實不便宜。少則日幣數萬，高則動輒日幣五十萬以上，因此令許多人卻步。

日本政府保障身心障礙者權益的「自立支援法」中，有針對助聽器的補助。在耳鼻喉科經過醫師確診、達到一定的聽障標準（六級以上），再準備好申請文件，就可用一折的價格購買助聽器。但調查顯示只有九％的聽損患者知道此項補助。（編按：我國也有類似的助聽器補助，詳細規定請見各縣市政府社會局發佈之辦法。）

最後，周圍的人應該怎對待重聽的老年人呢？首先，當老人高聲講話時，先別急著認定他在生氣。另外老年人很不能忍耐類似小朋友嬉鬧的高音域聲音，這件事也請記在心裡。

老化的真相【2】

一、孩童嬉鬧這類的高音域聲音，超過一定音量會讓老人家感覺非常痛苦。

二、老年人聽力不佳，因此講話大聲。

三、重聽會使失智症病情加重。

重點摘要

◎周圍人容易犯的錯誤

・覺得上了年紀的人容易突然發火

◎正確應對方式

・不要認定對方在發脾氣

・明白老年人對高音域聲音的感受，比我們想像中痛苦
・不要讓小孩子嬉鬧太久

◎預防方法

・吃飯八分飽
・攝取鎂、維生素C、維生素E

◎若已有這種情形

・購買助聽器。在耳鼻喉科準備好申請文件，就有可能以便宜的價格買到助聽器
・戴上助聽器後，請先從家中容易辨別的聲音開始聽，讓自己慢慢習慣
・經常到購買助聽器的門市去做調整

老年人令人頭痛的行為，還有一個眾所周知的「同樣的話重複講好幾次」。這到底是為什麼？周遭的人又該怎麼回應他呢？請看接下來的說明。

行為【3】

同樣的話一再重複，時常美化過去

C先生的父親總愛談過去的事。

「以前你還小的時候，爸爸常帶你去百貨公司買糖果，那個糖果啊……」

「是薄荷味的吧？」

同樣的故事C先生已經聽了無數次，幾乎都會背了。跟親友討論，也上網查過，大家都說「不要否定他，不管講幾次都要微笑傾聽」，但實在是沒法耐著性子聽下去。

而且父親對現在的生活充滿抱怨，對以前的日子卻充滿懷念，彷彿過去都是完美結局的連續劇般閃閃發光，最後總以「還是以前的日子好！」作結。

C先生覺得聽到耳朵要長繭了，忍不住說：「同樣的事情不要一直重複講！」結果父親臉色一沉，整個人陰鬱起來。就這樣，氣氛變得越來越僵了。

⊙記憶力衰退為何會一直重複同樣的話呢？

年紀大了，常會重複講同樣的話。為什麼呢？也許您會認為，這是因為老年人記憶力衰退的緣故。

但為什麼記憶力衰退，還能將同樣的話說上好多遍，甚至是很長的故事也一樣？如果真是記憶力衰退，應該沒辦法重複講同樣的事情才對。仔細想想，老人能夠這樣把同一件事清清楚楚不斷重複講得又臭又長令人生厭，應該有點蹊蹺吧！

老年人記憶力衰退並非全面性的。首先衰退的是**短期記憶**，例如忘記把眼鏡放在哪，到了賣場卻忘記自己要來買什麼之類。有些人即使還年輕也會這樣。

就算老年人的短期記憶力衰退，超短期記憶卻沒問題。1）例如跟老年人說「水煎包」，他立即能覆誦「水煎包」；說「鄧麗君」，他便立刻覆誦「鄧麗君」。這就是超短期記憶。

人是從最近的短期記憶開始遺忘。遺忘長期記憶要比短期記憶花更長的時間。一般認為**二十歲左右的記憶**是比較容易留下來的。2）因此就算忘掉昨天晚餐吃什麼，小時候的學校卻記得清清楚楚。長期記憶中**經常使用的部分**，也不容易遺忘。郵筒是綠色的，兒子叫什麼名字等等，都是比較不會忘記的。

此外，**經常運用身體實際完成的事情**，也比較不會遺忘。例如怎麼騎腳踏車、怎麼做工作、怎麼游泳等。

但是在運用身體從事的往事中，如果只做過一次，例如只旅遊過一次的地點卻容易忘記。所以有些家屬會難以置信地說：「那麼愉快的家族旅行都忘了，卻只記得公司的事情。」這並不代表在當事人心中，工作比家族旅行還重要；純粹只是因為反覆執行，記憶比較清晰而已。

重複一直講的是長期記憶，所以記得很清楚，而**最近發生的事則屬短期記憶**，很容易忘記。

老年人會美化過去不是因為觀念老舊

我認識一位朋友很愛談過去的事，同一件事講了好多遍，我都幾乎會背了。因為怕本人讀到，具體內容我不能寫出來。我最困擾的是他最後總是問：

「那你猜後來發生什麼事？」

我真的不知該怎麼回答才好。如果說出結局，他恐怕會生氣。若我佯裝不知，說：「我不知道。」又怕他會突然想起已經說過了，「你這傢伙竟然裝作不知道！」那就太尷尬了！所以我總是模糊地回應：「是呀！後來怎樣了呢？」我大概聽了有三十遍吧！每次都被問：「那你猜後來發生什麼事？」幸好他從來沒想起來先前講過一模一樣的故事。

像這樣聊往事時，大抵都是「我以前超級拚命的」、「那個時代真好啊」之類，將往事過度地美化。為什麼會如此呢？這也是記憶非常神奇的一面。

人的大腦會把記憶中討厭的部分消除，留下愉快的部分。3）小學時，就像每天都要上學、寫功課一樣，應該也每天都會被老師或父母罵，但我們長大後不太會記得。反而是遠足或運動會這種快樂的回憶，鮮明地留在我們心中。

之所以會如此，有一個說法是跟人的生存有關。人類為了在有限的年歲中讓自己稍感滿足，會無意識地保留正面的記憶。而且，為了與對疾病的擔憂、與親朋的別離等壓力對抗，也會採取正向思考。這當中絕無惡意。

而**想到最近發生的事情時，討厭的部分較容易浮現**，這也很奇妙。「現在很糟糕」、「過去比較好」，記憶一旦如此改寫，結果就造成「老年人會美化過去、否定現在」這個既定印象了。

即使周遭的人生氣，老年人也不會認為是因為自己一直講重複的話所導致

年歲增長，還能夠維持記憶嗎？如果參考幾種不易遺忘的記憶，如**「往日的記憶」**、**「重複多次的記憶」**、**「運用身體的記憶」**，就可以從中獲得靈感。

4）

如果老年人自己把這些方法謹記在心，對於記住重大事件將有明顯的幫

助。比方在院子裡種花蒔草時，一邊工作一邊回想那件事，就是不錯的方法。

更進一步，小睡打盹也對維持記憶很有效果。如果時間允許，**記住事情之後立刻小睡一下，但勿超過三十分鐘。**

如果善用「重複多次的記憶」、「運用身體的記憶」容易留存在腦中這個特性，想預防身邊的老年人重複講同一件事是有可能的。

例如長輩常常講以前戰爭的故事，但他們不會從早到晚整天講個不停。通常是今天講了一遍，隔天又再講一遍，因為到了隔天，他們已經忘記昨天講過同樣的事了。此時就可以利用「重複多次的記憶」，一整天不斷拜託這位長輩一直講戰爭故事，那麼「已經說過戰爭故事了」這個記憶就容易固定下來。

若要利用「運用身體實際完成的記憶」的特性，我推薦用「講戰爭故事時務必讓他喝魚腥草茶」這種作法。如此一來，「已經說過戰爭故事了」這個記憶就跟「喝魚腥草茶」這個運用身體的記憶連在一起，固定下來。

但就算如此，一定還是有長輩會「想起年輕時代的事情就心情愉快，所以講個不停」。這種時候旁邊的人難免不耐，我也有過這種經驗。但此時若打斷長輩說：「不要一直講同樣的話！」長輩也不會留下「被否定」的記憶。因為情緒很容易銘刻在心裡，他認知到的不會是「**因為我一直重複同樣的話，所以你生氣了**」，進入他內心的會是「**不曉得為什麼，你生氣**」的情緒。

所以請不要當場否定他，請先離席讓自己的心靜下來，下定決心忍耐個五次左右。如果還是覺得很煩躁，我也非常能夠理解。但希望讀者能了解，生氣無法解決問題，反而只會使狀況更糟糕。

老化的真相【3】

一、並非一次忘記所有記憶。
二、長期記憶容易保留，短期記憶容易遺忘。
三、重複多次的事、運用身體的事情印象較深刻。
四、老年人的大腦傾向記得過去的好事，與最近發生的壞事。這會導致美化過去。

重點摘要

◎周圍人容易犯的錯誤
・跟長輩發脾氣：「不要一直講同樣的話！」
◎正確應對方式
・請長輩講話時同時做其他事，例如喝茶，讓他邊喝邊說

・要跟長輩傳達一件事時，先講述少許，隔一會兒再有條理地講後面的部分

・一天當中拜託他一直重複講同樣的話題，讓他對「已經說過了」這件事有所記憶

◎預防方法

・若想要記住一件事，就一邊運用身體一邊記。例如一邊從事園藝工作，一邊回想要記住的事

◎若已有這種情形

・記住之後小睡一下，不要超過三十分鐘

就算不再老調重彈，長輩還是經常說喪氣話，令人聽了難受。為什麼會這樣呢？第二章的第一節將為大家解答。

專欄

上了年紀之後，身體會有何種變化？

今天您所看到的世界、聽見的聲音、聞到的氣味，還有觸覺、味覺，在年紀增長之後將如何變化？我們來想像一下早餐的情景：

早上起床後烤麵包當早餐。烤麵包機發出「叮」的聲音。烤好了。伸手拿時不小心碰到烤麵包機金屬的部分，忍不住叫了一聲「好燙！」，趕緊把手縮回來。

確定奶油還沒過期後，把奶油塗在麵包上。這會兒奶油香融合麵包的焦香傳進鼻子裡，肚子開始咕嚕咕嚕叫了。張大口一咬，嗯，麵包的美味在嘴裡漫開。

若是老年人，則是這樣的情形：早上醒來睜開眼睛，沒想到才凌晨四點，外面天還黑矇矇的。來烤個麵包吃吧！等著等著，怎麼還沒好？仔細一看，早就烤好了。因為沒聽到計時器的聲音，才以為還沒好。

把麵包拿出來後，看到手才發現燙傷了。奇怪，怎麼都沒感覺？看到才知道燙到了。

這麵包不怎麼香嘛！想檢查奶油過期了沒，可是字太小看不清楚。唉算了，就這樣塗來吃吧。吃進嘴裡，也嘗不出什麼味道，只是把麵包吞下去而已。

五感，即所謂的「視覺」、「聽覺」、「嗅覺」、「味覺」、「觸

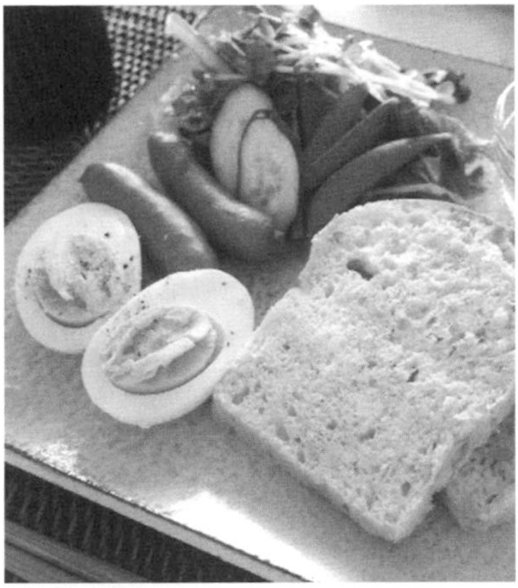

視力健康的人所見的景象

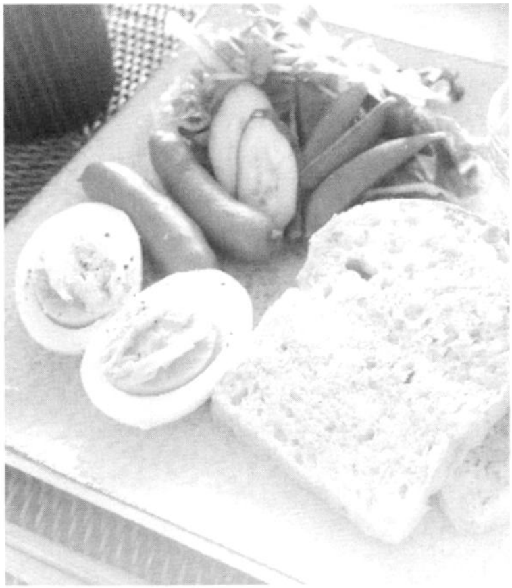

白內障患者所見的景象

覺」，會隨著年齡增長而退化，但並非全部一起退化。就讓我們一個個說明：

視覺

首先是**老花眼**。約從四十歲開始，眼睛就會開始有老花現象。五十歲之後，會覺得書上的字難以閱讀。超過六十歲的話，不使用老花眼鏡很多東西都看不清楚。

再來是**白內障**。有一半的人會在五十歲左右開始發病，超過八十歲的老年人，患有白內障者則將近九十九%。1）白內障患者在太暗或太亮的環境中視力會變模糊。例如半夜室內昏暗，起床上廁所可能會在上下樓梯時踩空摔倒；晚上開車時可能被對向來車的車燈照到目眩而發生車禍。

聽覺

通常在五十五歲之後會開始聽不清楚，六十五歲之後聽力急速惡化。到了八十歲，會有約七、八成的人重聽。2）

最明顯的症狀是**高音聽不清楚**，會忽略電子儀器的聲音。比方說聽不見電子體溫計的「嗶嗶」聲，以為體溫還沒量好，一直把體溫計夾在腋下。

其次是慢慢地**無法分辨複數的聲音來源**，例如觀賞有許多來賓的談話性電視節目時，很快就失去耐性不想看。跟許多人一起聊天時，會因為聽不清談話內容，而沒注意到重要約定。走在路上也會聽不見後方來車的聲音，因而被撞倒。

嗅覺

嗅覺會隨著年齡增長愈發敏銳，但到了五、六十歲，靈敏度就開始下降。七十歲左右開始大幅下降，但當事人自己未必感覺得出來。3）嗅覺與**味覺**有關，味覺也會連帶變得遲鈍。

因此日常生活中不會注意到自己的體臭、口臭，引起別人的反感。或相反地不知不覺灑了太多香水，讓旁人皺眉。

味覺

味覺約從六十歲開始衰退。由於味覺衰退，食物調味料越放越多。4）

雖然覺得別人做的飯菜無味，也還可以耐著性子著吃，但就會忍不住想多淋點醬油或醬汁，導致鹽分攝取過量。

味覺一遲鈍，吃飯的樂趣就降低，食欲也跟著不振。雖然現在吃得起高級料理、上等食材，但總覺得以前的食物比較美味。

觸覺（含溫、痛覺）

大約五十歲時開始退化，七十歲時明顯退化。拿取物品的感覺變弱了，東西容易從手中掉落。對溫度的感受也變得遲鈍，容易燙傷。5）跟年輕人同處一室時，對空調的要求不一樣，容易招來白眼。

而除了五感以外，身體還會有什麼變化呢？讓我們來看看其他機能與臟器的情形：

肌力、關節

大約四十歲開始，**腰部**、**膝關節**會有疼痛變形的狀況。根據統計，八十歲的老人五成有膝關節變形，七成有腰部關節變形問題。6）

肌力也在約四十歲左右開始下降，五十到六十歲時變得更明顯。上半身肌力下降問題比較不明顯，就算照鏡子檢查也不太有感覺。

但是會開始變得不喜歡走路，步行速度也逐漸減緩。就算走在沒有起伏的平地上也容易跌倒。

記憶力、智力

記憶力從五十歲開始逐漸衰退，六十至七十歲時變得明顯。不過，有的記憶會衰退、有的不會，端視其屬於何種記憶種類與記憶方式。7）

智力的退化也因其種類與使用方式而有所不同，有的到八十歲還能維持，有的從六十歲左右就開始退化。

腎臟、膀胱、前列腺

腎臟、膀胱、前列腺從四十歲左右機能開始退化，六十歲左右明顯感受到退化，開始頻尿。8）

心臟、血管

心臟、血管從六十歲左右開始退化。9）會引發心肌梗塞與腦中風，讓人在長時間移動或運動時覺得疲憊。

肺

肺則是四十五歲左右開始緩慢退化。10）登山爬坡會覺得費力，長時間移動、運動時會感覺疲憊。

第2章

看似壞脾氣的行為

行為【4】

總是將「反正我就是沒用」的負面發言掛在嘴上

D太太和公婆一起住。婆婆上了年紀，經常這裡痛那裡痛，上醫院是家常便飯。不過她還是一肩挑起打掃煮飯等家事。

D太太有天跟丈夫說：「家裡的事都是媽在做，不過這幾年她年紀也大了……」

丈夫：「嗯，也該讓她輕鬆一點。不過那就要換你辛苦了。」D太太：「不會啦！家裡也才四個人，沒那麼辛苦。」

和丈夫談過之後，D太太接手了烹飪、洗衣、打掃的大部分家事。一開始確實很累，不過習慣之後這些家事也花不了多少時間。丈夫也積極幫忙掃地、丟垃圾、刷浴室。

現在公公婆婆經常悠閒地坐著看電視，D太太想到能讓兩老舒心過日子，自己也很高興。但沒想到好景不常，婆婆沒多久變得邋遢，不像以前那麼注重儀容了。

後來婆婆說：「你覺得我在家裡很煩吧？」

D太太：「怎麼會？沒這回事！」

婆婆：「你希望我趕快死對吧？」

像這樣的對話，越來越常發生。

⊙錯誤觀念：「總之先聽老年人說話」

「你一直希望我趕快死對吧？」、「隔壁吵得要命，真是煩死了！」、「你教小孩的方式有問題！」——有些老年人會不斷說出負面的話。這種負面發言其實也是年紀增長所導致的。

聽到這種話的人不僅喪氣，也會不知該如何應對。一般人都傾向正面回應別人「是啊。」但如果長輩質問說：「你是不是希望我趕快死？」總不能回答「是啊」吧？

那身邊的人可以只聽不說嗎？事情沒這麼簡單。不管身邊的人再怎麼專注傾聽，如果沒有收到回應，老年人只會非常失望，覺得「你根本沒在聽我講話」。

許多人聽了這種話之後非常沮喪，「父母在跟我求助，我卻沒法幫他，心裡非常歉疚」。一直聽老年人說喪氣話，家人也很無能為力。

有種說法是「不要否定對方的話，專心聽就好了。」但這太理想化了。家人束手無策，時間就這樣一直過去，情況也不會好轉。當然，如果懷疑老人家罹患憂鬱症，就要趕緊帶他去找心理醫師。但若能先了解為什麼長輩常說負面的話、又該怎麼回答，也許家人的心理也會輕鬆一些。

不讓老年人說負面發言會造成反效果

我們都知道，老年人上了年紀後，會漸漸覺得自己沒價值，是個沒用的人了。１）耳朵重聽、手腳也不靈光，什麼事都要靠別人。

特別是曾經以主婦的身份、或以工作能力撐起一個家的人來說，這現狀是會讓他們很不滿的。請想像如果有天家人說：「你不用工作、不做家事也沒關係！」一開始也許會很開心，但久而久之是否會有種不滿足的空虛感？對現狀不滿的長輩會感到自己被否定，便脫口而出「你是不是希望我早一點死？」、

「我早點死了算了」這種話。

另一方面，長輩其實了解年輕人是因為擔心自己，才貼心地接手工作或家事。他們也了解，自己做事越來越不俐落，萬一做菜時引起火災就糟了；或是做太久會耽誤大家用餐時間，所以也說不出「我想做家事」這句話。

門診中，我也經常遇到把「我早點死了算了」這句話掛在嘴邊的高齡病患。如果家人心想「我不要再聽這種負面的話了！」、「腦袋癡呆了嗎？」，而跟長輩說「你不要再講這種傻話了！」、「別講這種讓人喪氣的話好嗎？」，只會有反效果。2）

有研究發現，如果交代「不要思考關於北極熊的事」，受試者反而更會去想北極熊的事。如果跟您說「現在請不要想北極熊的事」，您真的能完全不想嗎？看到寫著「請勿按壓」的按鈕反而更想去按，這是人的天性。

委託園藝工作等負擔或傷害較少的事情

那周遭的人到底該怎麼回應才好呢？我們可以拜託長輩協助園藝工作之類危險性低、做不好也不會受傷的事情。3）

這個點子我是從某個年長女性病患身上學到的。家人跟她說：「年紀大了，不要繼續在院子裡種菜了。」一開始來看診時她還開朗地說：「也對啦，因為年紀大了嘛！」但第二次來時人卻變得憂鬱，頭低低的說：「最近心情有點煩悶。以前一直有種菜，現在卻什麼都沒做了。乾脆早點進棺材算了……」第三次來的狀況大不如前，我不禁擔心地問：「最近還好嗎？」釐清她的身體狀況後，我和患者家人討論讓她繼續種菜。再下一次來門診時，她恢復了笑容說：「最近又開始種菜了，好累唷！真是傷腦筋呀！」

我們看到老年人，通常會想「能活著比較重要」。所以會認為「不要勉強他」、「身體安全最重要」。

有個九十六歲的老年人因為白內障造成視力變差。既看不了電視，也無法讀書。雖然可以自行進食，但也不清楚自己究竟吃進了什麼。我本來建議「開刀把白內障治好吧！」，但家人說「他年紀那麼大，看不見也沒關係」，因此決定不動手術。但白內障越來越嚴重，到後來甚至無法自行進食，需要看護照顧。因此我又向患者家人建議動手術，後來總算是開了刀。術後老人家的視力逐漸恢復，不但可以自己吃飯，也能看電視，生活快樂多了。

也許我們會覺得，只要父母能夠繼續活在這個世界上，我們就很開心了。就算眼睛看不見、耳朵聽不到、無法做繁重工作、無法隨時精力充沛也沒關係。我非常了解這種心情。

但長輩總是會顧慮很多事情，不會輕易說出「我想做這個！」結果不但無法做想做的事，年紀一大就看不見、聽不到、無法工作，於是刺激也減少了。

接著失智症便找上門。年輕時可能感覺不到耳朵的重要性。一旦步入老年，主要的娛樂變成電視、廣播、書本、報紙、雜誌、家人間的閒聊時，就會深切感到耳聰目明是多麼令人感激的一件事。

預防失智症的有效方法，一是活動身體的運動，二是使用頭腦的事務。

一般人談到「運動」，腦中浮現的是電視上常見的「養老院的康樂遊戲」。但您想想看，如果您變老了，會想要玩康樂遊戲嗎？其實，老年人都有自己想做的事情。最好是盡量讓長輩們做自己想做的事，未必非得玩康樂遊戲。

若不知讓長輩做什麼才好，一如前文所提過的，最好的活動就是照顧植物。就算手腳不太靈便，但替植物澆澆水、跟花草說說話，總是做得到的。一項針對養老院中的失智症患者所做的研究顯示，實施園藝輔助療法之後，有的患者能說出「我想回家」，有的則是減少了對旁人的攻擊性語言。另外，這項療法也能改善認知功能。

為什麼會有這種功效呢？首先是**園藝能活動身體**。僅僅是裝水、搬水、澆水，就能夠活動筋骨。

再者，這些事會**在固定的時間進行**。不需要外出工作以後，長輩在家中無所事事一整天，連現在是幾點都分不清。而且現代社會電力充足，到了夜晚也是燈火通明，更難以辨別日夜。但是開始照顧植物之後，必須在固定時間澆水，生活安排也因此變得有規律，該做事時做事，該休息時休息。

第三，這些事能**讓老年人深切感受到自己是有用的**。尤其是照顧植物特別有成就感，因為植物的成長明顯可見，一目了然。能讓長輩清楚感受到「自己是被需要的」。

高齡喪偶者的自殺可能性很高

「聽到喪氣話，自己的心情也會被影響，真不喜歡這樣。」要照顧充滿負面思考的長輩，周遭的人真正的心聲多半是如此。不過，有些時刻絕對不能置之不理。

最需要注意的時期是當**長者的家人過世，或環境發生劇變的時候**。夫婦雙方年事漸高，其中一方很可能先離世，老夫婦同時亡故幾乎都是因為發生意外。因此就算家人還在，大多數老人會有一段時期是獨居或獨身狀態。在喪偶一年之內，尤其是六個月之內，存活的長者死亡率會上升四十%。4）

亦即身邊若有長輩喪偶，第一年時再怎麼忙碌也要悉心問候，確認其狀況是否安好。請記得，因喪偶而陷入憂鬱狀態的長者非常多。

若喪偶的是男性就要更加留意。研究顯示比起女性，男性的危險性更高。就算沒有陷入憂鬱可能也會開始酗酒，酒精中毒的比率也較未喪偶者高。

有的人會說「母親過世後，我父親還是跟以前一樣精力充沛到處跑，不要緊的。」這麼想就錯了。我們通常以為憂鬱的人是「垂頭喪氣不說話」，但老人的憂鬱沒這麼單純，除了憂鬱，還經常感到焦躁。年輕人心情沮喪時，連身體也不想動。但**若老年人感到焦躁，則會坐立不安。走來走去心神不寧，令人誤判為精力充沛**。因此周遭的親友要確認他們是否處於心神不寧的焦躁中。

更重要的是，**一旦陷入焦躁狀態，自殺的比率會提高。**[5] 六十五歲以上的銀髮族，有十五％處於憂鬱狀態。[6] 根據研究，其中又有二十一％，亦即每五個憂鬱的老人中就有一人會在兩年內離世。若不了解這個事實，家屬往往在憾事發生後悔恨一生：「為什麼爸爸的內心這麼痛苦，我卻無法幫助他？」喪偶一年之內，尤其是頭七的四十九天結束之後，老年人容易意志消沉、不與人聯繫，周遭親友請記得在這段期間內好好關懷他。

老化的真相【4】

一、非常在意自己是否還有用。

二、過去越是積極能幹的人，老了之後會越發感到自卑。

重點摘要

◎周圍人容易犯的錯誤

- 阻止老年人說負面的話
- 「只求他長壽就好」，讓老年人只是靜養而不活動
- 不顧老年人的興趣，只讓他進行康樂活動

◎正確應對方法

- 盡量讓老年人從事他喜歡的活動

- 請老年人做園藝工作這類危險性低、失敗也不太會受傷的工作
- 讓老年人適度活動筋骨
- 讓老年人在固定的時間活動、工作
- 讓老年人做會令他感到自己仍然有用處的事情
- 對喪偶的老年人，要定期請安關懷。尤其是在喪偶的第一年內
- 當老年人陷入焦躁狀態，要提高警覺

◎預防方法

- 從事「適度運動」、「低風險」、「可以實際感受成果」的活動

◎若已有這種情形

- 在不給旁人造成困擾的前提下，從事自己的興趣

行為【5】

在別人辛苦做好的料理上狂灑調味料

E小姐回老家，煮了一桌拿手好菜孝敬父母，有蘿蔔葉雜魚炊飯、鰤魚煮蘿蔔、白菜油豆腐味噌湯、紅蘿蔔涼拌羊栖菜、醋拌海帶芽。平常老家餐桌上只有鰤魚、白飯和味噌湯之類簡單幾道菜，這次難得回家，本想好好休息，但又想聽父母稱讚自己的手藝，所以就煮了一桌。

「不是什麼豐盛大餐啦，吃吃看！」嘴上雖這麼說，但E小姐對自己的手藝很有自信，爸媽一定會說「不錯嘛」、「好吃」。

沒想到爸爸只嘗了一口，就拿起醬油朝著涼拌菜，甚至味噌湯裡狂灑。E小姐看了，不禁喊：「爸，等等……」。媽媽在旁邊滿臉歉意，補了一句：「我覺得很好吃喔！」但E小姐聽了反而更氣餒。

「好淡，沒味道。」爸爸說，一邊猛扒飯。E小姐心想「真的那麼淡嗎？」也嘗了一口。「哪有，一點都不淡！到底怎麼回事？而且爸你有高血壓，不能攝取那麼多鹽分。」

「好啦，你現在也滿會做菜了嘛。」爸爸算是認可了自己的手藝。但在人家難得做的料理裡加醬油，涼拌菜根本還沒吃也加醬油，我可是親眼看到了！

⦿想嚐到跟以前一樣的滋味，需要十二倍的鹽

味覺會隨著年齡增長而改變。回想童年時、學生時代和現在，您喜歡的食物是不是逐漸在改變呢？我自己以前喜歡油脂多的肉，現在卻漸漸變得愛吃魚了。

只不過年紀愈長，越感覺不到味道。跟以前同樣的菜色，現在吃起來卻覺得索然無味。過了五十五歲，發生味覺障礙的人是年輕族群的三倍以上。1）當事人通常不覺得自己年紀大了之後味覺有什麼不同。由於味覺的變化很難察覺，許多人都沒發現自己味覺衰退。

自己做菜的人，則能夠發現自己味覺的障礙。做菜時要先自己嚐過才會給家人吃，所以會被家人發現「你的味覺怪怪的喔！」但不做菜的人往往察覺不到自己的味覺改變。明明是正常的調味，卻覺得「這道菜好難吃」。

味覺衰退，漸漸地調味就會變濃，或喜歡鹽分重的食物，進而容易引發高血壓與糖尿病。

此外，研究也顯示出，心臟不好的人味覺會變弱，嘗不太到鹹味。2）味覺是透過舌頭上的感覺細胞「味蕾」所感覺到的，共有「甜味、鹹味、苦味、酸味、鮮味」五種滋味。而味蕾細胞每隔幾天就會再生。

為什麼年紀變大，就會變得嘗不到味道？

第一個原因，是**味蕾的再生速度變慢**。3）老舊的味蕾敏感性減弱，難以感受到味道。

第二個原因，**上了年紀之後往往藥物越吃越多，導致味覺衰退**。4）普通的藥，例如高血壓藥、降血脂藥、安眠藥、糖尿病藥，就會使味覺弱化。

如果自己覺得吃藥後味覺變得有點奇怪，沒跟醫師說的話，醫師是不會發現的。由於不能擅自停藥，請告訴醫師「最近味覺怪怪的，吃東西都沒味道」，向醫師請教吧！

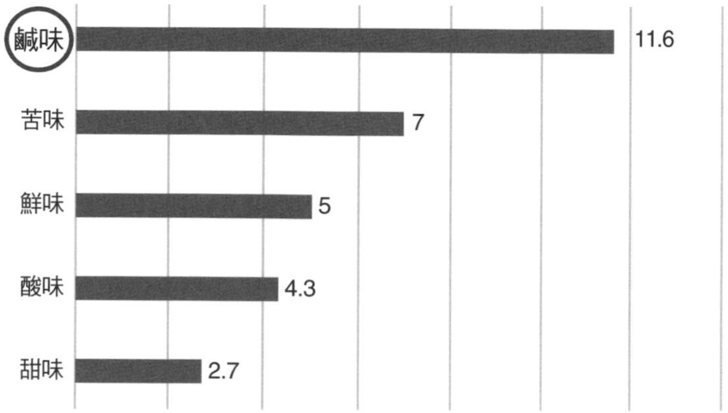

圖二 老年人對各種味道的需求，各是年輕時的幾倍？

步入老年之後，對五種味道的感覺會各自產生什麼變化，請看上圖。在所有味道中變化最大的是鹹味，最不受影響的是甜味。但就算最不受影響，也要年輕時二．七倍的甜度，才會覺得甜。苦味是七倍，酸味是四．三倍，鮮味是五倍。5）也許您會驚訝竟然需要這麼多倍的量，但鹹味所需要的量更多，是十一．六倍，將近十二倍！

這也就是為什麼老年人喜好重鹹食物的緣故。再怎麼跟老年人說「要控制鹽分」他們還是繼續吃重鹹，買減鹽醬油給他們卻還是繼續用傳統醬油。

透過酸味、照明和餐具，讓食物看起來更美味！

這裡提供幾個解決方法，供各位參考。

一、使用鹹味以外的味道調味

例如比起鹹味較不受年齡影響的鮮味，其主要成分麩胺酸（Glutamic acid）就可用來取代鹹味。對老年人來說，鮮味容易感覺的程度是鹹味的兩倍。如果高明地使用高湯，就算減鹽也可以做出讓老年人嚐到滋味的料理。大量使用高湯，可以取代鹽分。根據日本厚生勞動省（編按：相當於我國衛生福利部）的調查，東北地方、關東、北陸地方、東海地方的居民，一天攝取鹽分超過十克。6）

在醫院，經常聽到住院患者抱怨「醫院的伙食沒味道」。如果您住過院，也許也會覺得餐食很清淡。這是為了患者的健康而特別調製的，營養素、鹽分都經過精細計算。我也吃過醫院的餐食，希望以後能夠更美味一點。

二、透過調整不同味道的強弱，可使退化的味覺充分享受食物滋味（7）

若每天都吃減鹽的菜色，到後來一定不滿足，搞不好會長嘆「吃得這麼痛苦、活那麼久有什麼用？還不如每天大吃特吃，活短一點！」

如果覺得每一道菜都要減鹽太嚴格，可以**只減少部份菜色的鹽分**。如此一來，一餐中各種菜色就有了鹹淡的變化。就算鹽分一樣多，也會比平常嚐起來更鹹些。老年人做的菜常缺少變化，也不會特別經營鹹淡輕重，不管什麼菜吃起來都一樣。所以光是調整味道強弱，嚐起來就有很大不同。

為了使食物嚐起來更美味，必須增加唾液分泌。唾液能使中食物的成分溶解、和舌頭充分接觸，讓人更感覺到味道。而**酸味能增加唾液分泌**。一覺得酸，唾液就會分泌出來。因此除了鮮味，也請好好利用酸味。

所謂的味道，不只和味覺，也與**嗅覺**和視覺有關。菇類料理被譽為可以品嘗香味的料理。咖啡也是，撲鼻而來的香味使咖啡喝起來更美味。我小時候討厭吃青椒，但若捏著鼻子不要聞到氣味就敢吃。由此可見，氣味是會影響味道的。

顏色和視覺也非常重要。配色美麗的話，看起來就更好吃。8）您注意過嗎？家庭餐廳和超市的燈光和一般住家的不一樣。住家或辦公室多半用晝光色或白色等帶著青色調的電燈，它的好處是可以照亮整個房間。但是用餐時，**暖黃色的燈光**才會令食物看起來好吃。超市賣的熟食在暖黃燈光下看來很吸引人，但拿回家一看「怎麼跟在超市時看起來不一樣？」吃起來也普普通通而已。

要更進一步使食物看起來美味，可以善用**碗盤**。[9] 白米飯盛在黑色的碗裡，看起來晶瑩剔透特別好吃。反之，顏色較深的食物如肉類就盛在白盤子上，可以襯托出存在感，看起來美味加倍。

吃牛肉和蛋、多攝取鋅，可以鍛鍊味覺

要避免味覺隨著年紀衰退，必須攝取哪些食物？對味覺來說最重要的營養素是**鋅**。

研究已經證明，缺乏鋅會使味覺退化，鋅甚至可以用來治療味覺退化。但可悲的是，日本人的鋅的攝取量越來越少。國民健康營養調查的資料顯示，日本人一天中鋅的攝取量，由二〇〇一年的八．五毫克降到二〇一五年的八．〇毫克。[10]

更糟的是現代人不只鋅攝取得少，體內的鋅還不斷排出。原因是超市

或便利超商所販售的加工食品中常見的添加物植酸（Phytic acid）與磷酸（polyphosphoric acid）。**加工食品雖然方便又好吃，但是會使味覺弱化。**請大家記住這件事。11）

到底哪些食物含有大量的鋅呢？**牡蠣**、**海膽**、**牛肉**、**肝臟**、**雞蛋**、**起司**等都有。牛肉含有的鋅比豬肉、雞肉多。這些食物當中，牛肉和雞蛋是最常食用的。吃兩片牛腿肉（一百克）就可攝取七．五毫克的鋅。12）男性一天中需要的攝取量是九至十毫克，女性是七至八毫克，因此再多吃些蛋、起司等其他富含鋅的食物，一日的必需量就足夠了。13）

我們也可以在日常生活中利用調味手法來加強味覺。每天都吃重口味的食物，沒有濃淡之分，味覺就容易變得遲鈍。經常**讓調味有濃淡不同的組合**，就能清楚品嘗到味道。安排幾天把味噌湯的濃度和醬汁的量稍微減少，可以鍛鍊味覺，就算微量的鹽分也漸漸地嚐得出來。14）

或是用**鹽度計**來測量鹽分，再跟自己的感覺做比較，也能夠鍛鍊味覺。研究顯示有十%的日本人、三十%的美國人天生味覺遲鈍（味盲）。但經過訓練，他們也可以恢復正常的味覺。15）

戴活動假牙的人也要注意。有味覺的器官主要是舌頭，但是口腔其他部分也有味覺。因此也有研究發現，戴活動假牙與全口假牙的人，味覺都會變得遲鈍。

而且**假牙的材質也會影響味覺的感受**。樹脂牙床雖然顏色自然，但是在口中的感覺較差，對味覺也有影響。16）若覺得味覺變遲鈍了，可以考慮換成能使味覺提升的金屬牙床假牙。

同樣是金屬，有一種使用SUS316特殊合金的Trutissu活動假牙，可以讓人更容易嘗到味道。17）只不過為了讓使用者嘗到味道，這種假牙在上顎部分開了許多細小的孔，必須使用超音波假牙清洗機，較為麻煩。可以跟您的牙醫討論換假牙的可能性。

談到嘴裡的金屬，我們口中常有金牙、銀牙等一種以上的金屬，有時會在嘴裡發生流電現象，產生奇怪的味道或觸電般的感覺。

另外，研究也顯示**咬合不正**也會導致味覺退化。18）建議各位到牙科去確認自己的咬合是否良好。

老化的真相【5】

一、上了年紀之後，味覺會退化。特別是對鹹味的感受降至年輕時的十二分之一。

二、老人若服用許多藥物，可能導致味覺退化。

重點摘要

◎周圍人容易犯的錯誤

- 按照老年人的要求增加鹽分，容易引發高血壓。
- 不斷追加調味料。

◎正確應對方法

- 只需減少一部分菜色的調味，讓菜色味道有不同濃淡

・以鮮味和酸味來取代鹹味
・使用可以增加料理存在感的碗盤
・把家裡餐廳、廚房的燈泡換成暖黃色
・少吃加工食品
・檢查自己服用的藥物，和醫師討論是否影響味覺

◎預防方法

・多攝取富含鋅的牛肉、雞蛋、起司、海膽等食物

◎若已有這種情形

・若戴活動式假牙，確認其材質
・與牙醫師確認自己的咬合是否良好

行為【6】

不愛講話又冷淡。想認真聽他們說話時卻反而沉默不語

F先生的父親以前非常健談，總是談笑風生。近來卻變得沉默，就算開口也很難溝通。

F先生：「爸，最近有去看內科嗎？」

父親：「嗯。」

F先生：「醫生有說什麼嗎？」

父親：「沒說什麼。」

就是這樣對人愛理不理的。跟母親也不太說話，母親似乎在打算未來該怎麼辦。父母不會變成熟齡離婚吧？自己當然希望他們感情融洽，但母親跟這麼冷淡的父親一起生活，實在有點可憐。

母親：「孩子的爸，晚飯怎麼樣？」

父親：「嗯。」

母親：「今天去買東西時遇到大雨，好慘啊。你今天還好嗎？」

父親：「還好。」

老是重複這樣的對話，也難怪母親開始在為將來做打算了。

⊙「沉默→拉開距離→真正孤立」是邁向毀滅之路

有些老年人上了年紀之後，變得沉默寡言、難以親近。這不是因為個性改變，而是因為發聲變得困難，或是話講多了容易疲倦。

而且，長久下去就會懶得出聲，漸漸地不想開口說話。於是旁人覺得他們很難溝通，也不想跟他們搭話。最後這些老年人就被周遭孤立，真的變得難以接近了。

但也要特別注意講個不停的老年人。門診中曾遇過很會聊天的老太太，一問之下才知道其實她很容易因講話而疲倦。如果不明白這一點，以為她很愛聊天便跟她聊個不停，對方可能覺得「跟這個人碰面就會很累，真討厭」。

為什麼老年人發出聲音會感到疲倦？原因有兩個：

■聲帶退化

一如身體肌肉會退化一樣，聲帶也會退化，無法順利發出聲音。

■協助發聲的肌肉也退化

我們容易以為發聲只用到喉嚨肌肉，其實不然。常聽人說「用腹部發聲」，人類是使用胸部與腹部的肌肉來吐氣，同時發出聲音。所以歌手或音樂劇演員這類在舞台上表演的人，才會需要鍛鍊身體。

男性比女性更易發生聲音退化

聲音退化好發於男性。據研究，因老化而導致聲帶萎縮，男性的發生率是六十七％，女性是二十六％。1）也就是說，男性發聲困難的人數是女性的兩倍以上。

究其原因，**抽菸**的人以男性為多，抽菸對喉嚨有不良影響。此外，因為不使用而引起的「**廢用性萎縮**」也是聲帶萎縮的原因之一。許多男性在還沒退休時每天都會說話，但退休後就只在家裡跟太太講話。有人甚至也不常跟太太交談，這就容易引起廢用性萎縮。

一般人住院幾天不活動身體，肌肉力量就會變弱。我小時候有次手臂骨折，打了石膏固定起來。拆石膏那天，我驚訝地發現手臂竟然變細了。手臂也是不使用就會萎縮。

聲音也是一樣，不用就會萎縮。退休之後，因為缺乏講話的對象而不說話，聲帶便萎縮，如此一來更發不出聲音，人也變得更加沉默了。

另一方面，**過度使用聲帶**也會造成問題。演說家、歌手、學校老師、電話客服人員等頻繁使用聲帶的人，聲帶容易受損，發聲困難的機率是一般人的兩倍。2）、3）

也許您會想：聲帶既不能不使用，也不能過度使用，那到底要怎麼辦？重點是「**過猶不及**」。過度使用跟過度不使用，都是不好的。維持日常生活對話的程度即可。

一般人可能會想，聲音微弱或沉默寡言，不是什麼大問題吧？但請別忽略，和他人的對話減少可能演變成閉門不出的孤立狀態。既無法享受跟人相聚聊天的樂趣，也因為對別人不好意思而不願再碰面。這又容易導致憂鬱。有些老年人會說，「以前很喜歡唱卡拉OK，可是現在不去了」、「想跟朋友多聊天聚會，可現在都沒有機會了」。

從1數到10，聲音就會慢慢出得來

您現在發聲的狀況如何呢？有種發聲檢測法是計算最大聲量的持續發聲時間。讓受試者發出「啊——」的聲音，計算能持續多久。常人平均可以持續二十至三十秒，但若男性低於十五秒，女性低於二十秒，就必須考慮發聲能力低落的可能性。4）

讀者可以用這個方法測試家人的發聲狀態。尤其父母間對話減少時，未必是內心疏遠，而是聲帶萎縮令發聲變得困難。只不過對話減少就會讓內心缺乏交流，導致熟齡離婚之類的憾事。

想好好地保護聲音，必須做發聲訓練。這個方法在八成的人身上有效。5）確實做好發聲訓練，不只可以發出聲音，音質也會改善。

我推薦的方法是**每天大聲地從一數到十**。就像小時候一邊泡澡一邊數數一樣。現在也在浴室裡出聲數數吧！經過這種訓練，不論是高或低的聲音都可以順利發出來。人的聲音是從聲帶上的聲門發出，聲門無法閉合便難以發聲。有報告顯示經過這項訓練，這類患者的聲門也能閉合了。甚至還有報告顯示，這項訓練可以**預防肺炎**。6）

至於工作時經常使用聲音的人，若學會了正確的發聲方法，可以避免未來喉嚨的傷害。

如果睡覺的時候口乾，應增加**臥室的濕度**。如果打鼾，建議睡覺時側躺，或施行適當的治療。不能等到喉嚨不舒服才用吃喉糖這種方式照顧喉嚨，應該平常就要保養喉嚨。

什麼是平常就可以做的事呢？老老實實地**攝取水分**是最重要的。聽演講時常會看到講台上放著一瓶水，因為水分確實可以讓喉嚨得到休息。而接近常溫的水是最佳的。

聽聲音小的人說話時，只要自然靠近對方即可

要如何跟聲音很小、發不太出聲音的老年人說話？

常見情形是旁人聽不清楚老人的話，一再詢問：「什麼？你說什麼？」，結果對方覺得喪氣就不再說話了。

在門診中也有類似情形，例如護理人員問患者：「有沒有過敏？」患者小聲回答：「過敏喔……」護理人員聽不清楚，又問：「什麼？」有時語氣稍微不耐，患者便覺不悅，回道：「沒有。」

此時只要**稍微往前**就可聽得清楚。如果是講電話，請把**聽筒音量放大**。常跟老年人接觸的護理醫療人員，都無意識地跟老人靠得很近。我在門診時也是一樣，醫師的椅子是可以移動的，如果聽不見患者說話，就坐在椅子上自然地往患者移動，便能聽得清楚。

縮短距離可以增加二十三%的音量。7）同時也是表達「**我很認真在聽你說話喔！**」能令對方解除心防。

反之，如果您一邊做事一邊聽他講，對方會想：「根本沒有在聽我講話」。因此**停下手邊的事情**是有必要的。

確實，要專心聽人說話並不容易。但在醫療現場，醫生若一邊記錄病例一邊跟聲量很小的患者問診，對方會想「醫師沒在聽我講話」而不願多說。此時我會停下手，轉身面對患者。如此一來就算患者已經不講話了，也會願意再次開口。

老化的真相【6】

一、覺得沉默寡言不是因為性格改變，而是難以發出聲音。
二、男性變沉默的比例是女性的兩倍以上。
三、因為難以回應旁人的問話，而和周遭產生隔閡，內心也開始封閉。
四、聲帶跟協助發聲的肌肉都會衰老。

重點摘要

◎周圍人容易犯的錯誤
・一直問「嗯？你說什麼？」
・不理會沉默的老年人

- 主動跟常說話的老人講個不停

◎正確應對方法

- 聽老人說話時，自然地靠近他
- 講電話時把話筒音量放大
- 聽老人說話時，暫時停下手邊的事
- 計算老人可以發出「啊——」聲音的時間

◎預防方法

- 少抽菸
- 睡覺時戴口罩或打開加濕器，以防喉嚨乾燥
- 會打鼾的人請側躺睡覺
- 確實補充水分
- 作丈夫的請認真地與妻子說話

・尋找可以聊天的對象
・參加可以發出聲音的活動，例如唱卡拉OK

◎若已有這種情形

・大聲從一數到十

行為【7】

一下「這個」、一下「那個」，到底指什麼？

G小姐回娘家，正在跟家人聊天。

爸爸突然說：「欸，幫我拿『那個』來。」

從小時候開始，爸爸都叫她「欸」。G小姐一直很討厭這種叫法，但她還是笑著拿醬油過來。

「不對，是『那個』！」好吧，爸爸吃可樂餅時都是加蕃茄醬，因此她換了蕃茄醬。

爸爸看了說：「欸，從小就這樣漫不經心，這樣不行啦！晚飯要配啤酒，這不是理所當然的事嗎。」

G小姐心想：「我怎麼會知道『當然』要配啤酒。那你一開始說『想喝啤酒』不就好了，幹嘛不直說？」雖然心裡碎碎念，G小姐還是拿了啤酒過來。

爸爸又說：「欸，最近『那件事』怎麼樣了？」

G小姐一頭霧水地想：「『那件事』？是指我兒子上學的事，還是我家的事？」便問父親：「你說的『那件事』是指什麼？」

爸爸聽了突然冒起火來：「那件事就是那件事啊，你這個笨蛋！」

G小姐：「你幹嘛生氣，我就是不知道你說『那件事』是指什麼才問的呀！所以到底是指什麼事？」

父親：「還頂嘴！從小就這樣沒大沒小，一點禮貌都不懂。」

一下「欸」一下「那個」，最後兩人就這樣吵了起來。根本就不需要這麼生氣的。女兒難得回家，不是值得開心的事嗎？

吃完晚飯，媽媽偷偷跟她說：「最近你爸爸經常說『這個』、『那個』。我搞不清楚他到底要講什麼，兩個人動不動就吵架。」

◉老年人的記憶並非全部衰退

把「那個」拿來、弄「這個」、還是「哪個」——您是否也出現過這種想要說明一件事卻想不起具體詞彙的情形？隨著年齡增加，對人或物名稱的記憶會日漸模糊。和年輕人比起來，說明同一件事時要花兩倍的時間。[1]「那個男明星！頭有點禿的那個！以前不是緋聞很多嗎？就是有演那齣戲的那個人呀！」就像這樣，想不起來具體的名字。

年長者常講「這個」、「那個」不只是記憶力的問題，還可能是**記憶太多**

的問題。老年人的大腦，並非只會惡化而已。老年人確實記性比較不好，但是長年下來累積的記憶量非常多，可資判斷的材料也多，因此判斷力較年輕時強。2）

所有人小時候都只知道爸爸、媽媽。稍大一點，就會記得學校同學的名字。步入社會之後，陸續會遇到同事、客戶、媒體名人、業界名人、久久碰一次面的親戚等等非常多的名字。等到年老時，這輩子所遇過的人名已經多得數不清，不可能全部記得住。人名已是如此，若再加上物品名稱，那就更難記住了。老年人記得許多名字，只是講不出來而已。

老年人說「欸，去買那個。」

年輕人：「啥？買哪個？」

「那個啊，那個。就是澆陽台的三色堇的那個，叫做什麼……」原來是要買「液體肥料」。像這樣**明確知道物品但說不出名字的狀況，只是一時忘記而**

己，**毋須太過擔心**。這與年齡無關，年輕人也會發生。

但若老年人發脾氣說：「**我說那個就是那個，你都沒有仔細聽！**」就要留意，可能是**失智症**的徵兆。[3]老年人會這麼發怒，是因為自己也想不起來「那個」是什麼，更懊惱被人發現這一點。

⊙有可能為了讓對話進行下去而「敷衍了事」

遇到這情形，您可能會想：「我明明就很仔細聽，你幹嘛罵我！」而產生防衛心理，跟老年人吵起來。不管是誰，都難以接受自己越來越健忘的事實。所以他們跟旁人講話時，會為了讓對話可以進行下去而模糊以對、把瑕疵圓過去，這就是所謂的「敷衍了事」、「臨機應變」反應。[4]

老年人絕不會故意想：「聽不懂他在講什麼，就胡說騙騙他好了」。這種臨機應變都是無意識地進行的。於是就經常出現「這個」、「那個」這種內容空虛的對話。

醫師：「最近有去看內科嗎？」

老年人：「現在年紀越來越大了啊。」

醫師：「是喔。年紀大了，會有很多狀況哪！讓您久等了不好意思。午飯吃了嗎？」

老人：「最近常常肚子很飽啊。」

醫師：「食慾不太好是嗎？那有吃藥嗎？」

老人：「那個不要緊。」

像這樣的會話，乍看之下沒什麼問題，但實際上這位老人完全忘記是否看過內科，也不記得吃過中飯了沒。這就是「沒有惡意」的敷衍了事。

「你講『那個』我聽不懂，能不能講清楚點？」、「你每次講話都這樣不清不楚的！」、「到底看過內科了沒？你不確定的話我很麻煩耶」、「要好好記得自己到底吃過飯沒，不要隨便亂回答！」一般人會這樣回應，想跟對方確認清楚。

但一旦被責備，對方就會更加混亂沮喪，不願再講話。老年人好不容易把尷尬圓過去、想繼續談話，卻被澆了一盆冷水。因此，**「指出錯誤」的反應乍看之下是正確的，但其實是在追打對方，請不要這麼做。**

家人或周遭的人可以做的事，是當老年人開始常說「這個」、「那個」時，確認「『這個』、『那個』是真實存在的東西嗎？」、「問他『這個』、『那個』是什麼，他會生氣嗎？」首先，可以問他「**你說的『那個』是什麼？**」

如果對方發怒：「煩死了，我說那個就是那個！」那麼就不要再問「這個」、「那個」是什麼，旁敲側擊地改問其他問題，測試他是否記得。例如用彷彿自己也忘記日期似的語氣問他：「咦，今天是幾月幾號啊？」比較不會傷對方的心。

另一方面，敷衍了事、臨機應變的回答很難發覺。因為聽起來非常自然，為令人以為「就像平常一樣，不隱瞞地跟我說話」。我真心覺得，會如此敷衍回答的患者都是善良的人。他們跟我說話，總是能臨機應變，所以對話很容易繼續。因為對方看起來非常輕鬆，我無法懷疑他「現在不會是在敷衍我吧？」連身為醫師都如此，更別說家屬，家屬會有「不會是真的吧！我不願接受他已經失憶」的心理，因此更加難以察覺。

但只要知道有這種「敷衍反應」，就可以留心老年人「現在是不是在敷衍應變？」

「忘掉重要的事情，怎麼得了！」、「連有沒有吃藥都忘記，這太嚴重了！」如果忘記重要的事情怎麼辦？在醫療照護現場，確認是否已經吃過藥是非常重要的。因此我很了解護理師、照護人員、家屬想追問到底的心情。**但追問不休之後終於得到的答案，無論是「吃了」或「還沒吃」，卻都是不能信的。**

有些醫生很少遇到老年人，或是不了解醫療現場的養老院長，或不了解失智症的家屬，往往認為「一定要問出來才行」，但這行不通。我們千萬不能採取追問到底的態度，只能在問得到的範圍內問問看，或是透過觀察他的舉止來推測。事後再尋找其他替代方法，例如請他人代為管理藥品。

光是一邊聊天一邊散步，就可以活化腦部

今後，我們應該如何預防自己記憶力衰退，以遠離失智症呢？

有一個關於失智症的知名研究，叫做「修女研究」，調查幾乎吃同樣食物、過同樣生活的一群修女，為什麼有的得了失智症、有的沒有。結果發現，即使運動量、食物都相同，**年輕時書寫文章的複雜度**，與年老時失智症的罹患

率相關。5）年紀大了之後自然是要好好保養，但若四十歲、五十歲的人能趁年輕就採取預防對策，日後就可遠離失智症。

不過說實在的，勤寫文章並不容易。但請各位放心。根據研究，**經常閱讀能使失智症的罹患率降低三十五%**。也就是說，您現在所做的事（閱讀本書）就是有效的預防方法。6）

此外，在一項以一萬零七十九人為對象的大規模研究中發現，**從事複雜工作**對預防失智症有明顯效果。7）常在家庭或鄰里之間為人排憂解難，也有相同效果。此處的工作，非僅指能獲得薪資的工作。尤其是善於協調複雜人際關係的人，失智症的罹患率更是降低二十%。各位都明白人際關係非常難處理，因此為了預防失智症，請積極地處理人際關係吧。

此外更有研究顯示，**對知識保持好奇心**能減少失智症罹患率，並降低三十二%的記憶力衰退機率。8）常常看不一樣的電視、聽不同的廣播節目、改變散步的路線，這種小事也有助於預防失智症。

一邊散步、一邊聊天也相當有效。同時做兩件以上的事，能夠鍛鍊認知功能。9）因此我很推薦各位和親朋一邊散步、一邊聊天。

如果是獨居，也可以和家人約好時間，一起出來散步聊天。我們常覺得家人「必須一陣子聯絡一下」，但事實上卻很少聯絡。只要心想「有空再聯絡」就會一直沒空。建議您可以**定下一個時間，每週聯絡一次**，例如「禮拜六晚上六點一起出來散步吧」。

如果和家人距離很遠、難以碰面，也可以**一邊散步一邊使用手機跟對方聊，邊走邊講這禮拜發生的大小事情**。如此定期聯繫，家人若生病了、最近擔心什麼事情，都能一清二楚。若真有失智症徵兆也可很快察覺。這麼做雙方都可以預防失智症的發生。

老化的真相【7】

一、追究「這個」、「那個」是什麼，會讓對方不願交流。
二、記憶有容易記得的，也有容易忘記的。
三、為了讓對話進行下去，有時會「敷衍了事」。

重點摘要

◎周圍人容易犯的錯誤
・一直追問「這個」、「那個」到底是什麼
◎正確應對方式
・不要責備對方，別急著得到結論，慢慢聽他講
・明白老年人有「敷衍了事」的反應

◎預防方法

・讀書
・寫文章
・從事複雜的工作

◎若已有這種情形

・看平常少看的電視節目
・出門走跟平常不一樣的路線
・一邊聊天一邊散步

第3章

造成周圍人困擾的行為

行為【8】

走到一半變紅燈卻依然悠哉，或是直接闖紅燈

H先生很注意交通安全，因此一向非常小心駕駛。但今天，他感覺後面那台車靠太近了。

停在十字路口準備右轉，發現後面的車也在等右轉，此時右轉方向的斑馬線上有個老太太慢吞吞地過馬路。H先生心想：「沒辦法，只好先等她過了再說吧！」但後面的車子似乎等不及了，一直逼近。

終於等到對向沒車，燈號也變成紅燈了。但老婆婆還在斑馬線上。H先生心想：「這樣後方要前行的車子完全被擋住了。我可以按

喇叭，但這個阿嬤還在過馬路，按了也沒用。已經紅燈了，阿嬤你可不可以走快一點……」

H先生只好耐著性子等，老婆婆卻沒事人似的慢慢移動腳步。此時卻有另外一個老婆婆也踏上斑馬線。但已經紅燈了耶……

⊙老年人難以在時限內過完馬路

在美國，行人只要在綠燈還亮著的時候走上斑馬線，仍可在紅燈前順利過完斑馬線。而英國則是能感應路面上是否有行人，沒有行人時燈號才會變化。但在日本，綠燈閃爍時行人必須要用跑的才過得去（或退回原處），因此對老年人來說並不方便。

燈號變換的時間，是依據一秒一公尺的步行速度設置。1）然而超過八十五歲的老年人，男性一秒只能走〇・七公尺，女性為〇・六公尺，也就是說一秒走不完一公尺的距離2）。

原因之一是**老年人步伐變小**3）。跨大步可以走快一點，但身體會跟著上下晃動導致步伐不穩，反而容易跌倒。此時若被旁人催促「有夠慢！」、「走快一點！」老年人不是很可憐嗎？

老年人盡量不要在綠燈亮了一陣子後才開始過馬路。最好是等下一次綠燈亮時再過馬路。這樣比較有可能在紅燈之前走完斑馬線。

另外也請**確認老年人走路的速度**，也就是一秒可以走多遠。日本斑馬線白線部分寬約四十五至五十公分，白線之間的間隔也大致相同。因此，把白線與間隔當成一組來看，每一組大概一公尺寬。

也就是說，您的父母或家人若能在一秒內走完這一組的寬度，就沒有問題。若無法走過，則需特別留意。

超簡單深蹲運動＆四輪助行購物車讓長者走得更快

為了能每秒走一公尺，必須鍛鍊雙腿肌肉，**深蹲**是個很好的運動。我們要練習的不是摔角選手那種正式深蹲，是比較簡單的深蹲。

一、坐在椅子上，雙腳打開約三十度。

二、手扶著前方的桌子，站起來，再坐下。4）**如此重複五、六次。**

其實就是坐在椅子上，然後站起來。「深蹲」聽起來很困難，但若說從椅子上站起來就很簡單了吧！

就算做不到簡單的深蹲也有方法解決。那就是使用**四輪助行購物車**。在日本可常見到老年人推著這種助行購物車走路，既可以放隨身物品，又可以當成椅子坐。平常在門診，有些銀髮患者步履蹣跚，連坐下時也必須慢慢改變姿勢才能坐到椅子上，他們使用助行購物車時卻能輕鬆地移動。

研究顯示，使用助行購物車的走路速度，比起拄枴杖快上十八%。5）因為使用助行車走路時重心穩定，而且助行車有輪子，老年人扶著它走比拄枴杖省力。

身高矮的長者容易撞到重要的臟器

隨著年齡增加，在交通事故中受傷的嚴重程度也跟著大增。這與老年人身體較弱有關，跟身高也有直接關係。身高較矮的人，比較不容易被駕駛注意到。此外，身高較矮，骨盆的位置就比較低。骨盆位於腰間，這個部位有許多重要的臟器。因此如果遇到令骨盆骨折的重大車禍，會有生命危險。

個子高的人若被一般的車子（如轎車）撞到，受撞擊的部位大約在腿的高度，因此多是腿骨折，撞到骨盆的例子很少。但老年人身高變矮，出車禍時會被車撞到腰部，因此重傷的比率提高。

根據厚生勞動省的「厚生統計要覽」（二〇一六年）6），日本三十歲男性的平均身高是一七一・五公分，女性是一五八・三公分。而老年人的平均身高，男性是一六一・九公分，女性是一四八・三公分。

老年人打從一開始就看不見紅綠燈

您知道老年人過馬路時，眼睛看著什麼地方嗎？其實老年人並沒有看紅綠燈。因為怕跌倒，他們走路時是盯著自己的腳，因此就變成彎腰走路。所以他們要抬頭看燈號，其實是很辛苦的。如果不停下腳步，挺起腰往上看，根本看不到。

而且很多老年人有**眼瞼下垂**的狀況。原本看得見上方四十五度的範圍，眼瞼一下垂，視野上方就被遮住，讓他們看不見紅綠燈。7）看得見遠的東西，卻看不見近的。

隨著年齡增長，眼瞼下垂愈來愈嚴重，視野就愈來愈狹窄。如果只看得見上方三十度的範圍，要距離七公尺以上才看得見紅綠燈。降到二十度時，則要距離一〇・五公尺以上才看得見。8）、9）如果是較窄的道路，老年人就會看不見紅燈。

如果老年人**把平常使用的物品改放到較低的地方**，就要懷疑他是否有眼瞼下垂的現象。若老年人已經眼瞼下垂，可以試著幫他把眼瞼抬起來，他會覺得很感動：「哇！看得好清楚！」此外，不只眼瞼下垂會造成視野狹隘，肩膀僵硬或疲勞也是造成看不到上方的原因。

眼瞼下垂這種毛病，可以掛眼科處理。患者若經歷過看不到紅燈的經驗，就會明白它的危險性。許多眼瞼下垂的患者在動過手術之後，都異口同聲地說：「眼睛開了，看得好清楚。」

眼瞼下垂造成看不見上方、看不見紅綠燈，這種情形不只發生在走路時，開車時也會發生。10）若不處理眼瞼下垂，開車時也可能因沒看到紅燈而發生車禍。車禍會波及許多無辜的人，不只是個人的問題。

隱形眼鏡和化妝是造成眼瞼下垂的原因

要避免眼瞼下垂，預防措施是很重要的。**配戴隱形眼鏡**的人要特別注意。尤其是硬式隱形眼鏡特別容易引起眼瞼下垂，請勿長時間配戴。

覺得**眼睛癢而揉個不停**，也會使眼瞼容易下垂。**女性卸眼妝時用力搓揉眼瞼**、**接睫毛使得眼瞼變重**也是原因之一。因此請盡量不要接睫毛，卸眼妝時也避免用力搓揉，動作放輕柔。

定期做**抬眼運動**可以有效預防眼瞼下垂。先把眼睛閉緊，然後用力睜大，如此就可以抬高眼瞼。只要有空檔，這個運動在任何地方都可以做。以一天做十次為目標努力吧！

根本的解決方法是**動手術**，切除眼瞼上多餘的皮膚，讓患者可以清楚往上看。眼科或整形外科都可進行這種手術，但還是先找眼科醫師商量較佳。

老化的真相【8】

一、老人家走路的速度來不及通過紅綠燈。

二、因為怕跌倒，走路都盯著自己的腳，而非看紅綠燈。

三、因為眼瞼下垂而看不見上方的紅綠燈。

四、因為彎腰走路，若不停下腳步、挺起腰來，看不見紅綠燈。

五、身高較矮所以發生車禍時骨盆附近的重要臟器容易受傷。

重點摘要

◎周圍人容易犯的錯誤

- 催促老年人「不要慢吞吞的，快點過馬路！」
- 認為老年人很自我中心，完全不理會周遭，連紅綠燈都不管
- 認定老人的想法是「就算是紅燈或沒有斑馬線，也可以過馬路，反正車子一定會停下來等我」

◎正確應對方式

・把斑馬線的「白線和間隔部分」加起來視為一個單位（約一公尺長），測量老年人能否在一秒以內走過

・平常開車時就要意識到路上可能有低頭走路或看不見上方紅綠燈的老人

◎預防方法

・避免長時間使用隱形眼鏡，尤其是硬式隱形眼鏡

・一天做十次左右「緊閉眼睛，然後用力睜開」的眼部運動

・盡量不要接睫毛

・卸眼妝時，動作輕柔

・練習深蹲，鍛鍊雙腿肌肉

◎若已有這種情形

・雖然現在是綠燈，還是等到下一次綠燈再過馬路較安全

- 使用四輪助行購物車，可以加快走路速度
- 做超簡單深蹲動作。先坐在椅子上，然後扶著前方桌子站起來，以鍛鍊腿肌
- 接受眼瞼下垂矯正手術

行為【9】

口臭很嚴重卻沒自覺

I先生的媽媽從年輕時起就很活躍，每天化妝、注重打扮。媽媽的興趣是跳草裙舞，下個月要舉行成果發表會了，因此這陣子每天勤於練習。

某次練習時，媽媽跟同伴說：「這個舞步有點難耶！」只見同伴臉色一變，答道：「對呀。」一邊往後退了。最近她和同伴的對話減少了，不禁擔心「是哪裡出了問題呢？」

媽媽還覺得，最近孫子跟自己不太親近。以前總是連聲「奶奶、奶奶」，撒嬌地依偎在身邊，但上小學之後就好像有距離了。是因為長大了嗎？但這孩子依然跟爺爺和其他大人很親暱，看起來也沒有不開心的樣子。

類似的事情不斷發生，媽媽變得悶悶不樂。她漸漸地不愛跟人說話，也不像往常那樣去練舞或逛街。I先生的爸爸很擔心她，建議她去看醫生比較好。

⊙口臭問題是自己無法發覺的

很多老年人有口臭。再怎麼笑瞇瞇地輕聲細語哄孫子，孫子一聞到口臭就想逃跑。但家人很難明說長輩有口臭，所以老年人心裡會想「不知為什麼大家都避著我」、「我很討人厭」，而跟旁人有疏離感。

為什麼老年人會有口臭呢？

「爺爺的嘴巴好臭！」這是某個假牙黏著劑電視廣告的台詞，也許是因為這廣告很紅，造成一般人「假牙會引起口臭」的印象。但引起口臭的原因，不只是假牙。口臭原因有八十五％是來自於口腔，十五％來自於胃等臟器。1）隨著**年齡增長，具有口腔殺菌與清潔效果的唾液分泌減少，因此容易發生口臭。**2）

由於口臭一直跟著當事人，當事人自己很難察覺。就如同我們進入別人家裡時，會經常覺得有股「獨特的氣味」，但住在那兒的人卻不覺得一樣。

雖然當事人自己覺得「我應該沒有口臭」，但據研究超過六十歲的人四十三％有口臭。

我們來測試看看自己有無口臭。首先，需要準備一個杯子，在杯子中吐氣，用手掌蓋住杯子。接著從鼻子吸進新鮮空氣，「哈！」地一聲吐出來。然後用鼻子吸一口杯子裡的空氣。氣味如何呢？

再怎麼漂亮可愛，再怎麼親切迷人，但只要有口臭，別人就想轉過頭去。我養了一隻小貴賓狗，非常可愛，只要被摸就會開心地一直搖尾巴。很喜歡去外面散步，看到我回家就歡天喜地。但有時牠的口臭很嚴重。雖然牠很想舔我的臉以表達滿腔的愛，但牠的嘴實在太臭了，我不得不把頭別開。

牙周病和蛀牙會造成口臭，且使支撐牙齒的骨頭溶解

口臭有八十五％起因於口腔問題，例如**因年齡增長唾液減少**所引發的口臭。一如皮膚會變得乾燥，口腔也會變乾燥。

唾液不只能夠幫助消化，還能幫助沖洗口腔內的食物殘渣。如果口腔乾燥、唾液分泌減少，口中的污物就難以清潔。細菌一堆積，自然就有臭味。

此外，舌頭表面會長**舌苔**。伸出舌頭，舌表面呈現白色（有的是黃色）的部分就是舌苔。舌苔雖然可以定期清潔，但當唾液減少，舌苔也會堆積細菌，

產生臭味。如果無法清除口腔內的殘渣，引起牙週病、蛀牙的細菌就會滋生，導致口臭。

其中會引起大問題的是**牙周病**。四十歲以上的人之中，有八成患有牙周病。3）初期牙齦會輕微發炎，沒有明顯症狀。但一旦惡化，刷牙時牙齦就會流血。接著，牙齦會發癢。上了年紀之後唾液分泌變少，難以清潔口腔的食物殘渣，牙周病的細菌也跟著堆積，使牙週病加速惡化。

牙周病是如何引起口臭的呢？牙周病細菌會分解口腔中的食物殘渣，產生瓦斯。這種瓦斯含有硫化物，跟溫泉所含的硫化物是一樣的，常被比喻成跟「蛋壞掉時的臭味」一樣的惡臭。當牙周病進一步惡化，甚至會使牙周齒槽骨溶解。

光用牙刷和牙膏無法徹底清潔牙齒

刷牙當然是很重要的解決方法。許多人認為用牙刷來做口腔清潔就夠了，事實上光用牙刷是不夠的，還必須輔以**牙線**，以清潔卡在牙縫中的食物殘渣。其實我自己以前也很少用牙線，平常覺得只用牙刷就夠了。不過我的牙醫朋友都老老實實地使用牙線，我也自我反省，開始用牙線了。

還沒習慣時，會覺得用牙線很麻煩。但只要養成習慣，會發現牙線可以輕鬆去除齒縫中的殘渣，讓人神清氣爽。現在若是旅行時忘記帶牙線，我甚至會覺得很煩躁呢。我誠摯推薦還沒使用過牙線的讀者，一定要體驗牙線的威力。在齒縫、牙齒和牙齦間的殘渣產生瓦斯、釀成臭味之前，把它們一舉消滅吧！

此外，把**食材切得很細碎的料理**，也容易在口腔中留下殘渣。有時做菜的人擔心老年人進食會噎到，而把食材切得很細碎。此時請記得進食之後要徹底刷牙或漱口。

多喝水也很重要。喝水跟後文會詳細說明的嚼口香糖、細嚼慢嚥一樣，都是防止口臭的有效方法。

不知讀者是否有聽過**清潔舌頭**這個方法？因為舌頭也是產生氣味的來源之一4），此定期清潔舌頭也很重要。

但是舌頭若清潔過度，反而或造成傷害，所以這個方法頗受爭議。我沒法做得很好，又怕清潔不當，所以到現在依然沒有定期清潔舌頭。基本原則是「動作輕柔」，若不放心的話，還是請教牙科醫師吧！

有些老年人很自滿地認為，「我戴的是假牙，已經不會蛀牙，所以二十年沒看過牙醫了」。但**就算是假牙，如果不乾淨一樣會引起口臭**。

越是常使用假牙，磨損的也會更嚴重。就算再怎麼浸泡清潔液，磨損空隙中的沉積物會越來越難去除。平常就要徹底細心地清潔假牙，不然一樣會引起口臭。

口腔裡不是只有假牙。口腔內所有的一切都必須徹底清潔才行。

按摩唾液腺更容易產生唾液

按摩分泌唾液的唾液腺，是促進唾液分泌的有效方法。5）唾液腺共有三個。

■耳下腺——位於耳朵前方約智齒處，以十隻手指按壓十次。

■顎下腺——位於下顎下方柔軟的部分，以十隻手指按壓十次。

■舌下腺——位於下顎突出處的下方，以大拇指按壓十次。

按摩的時候不要太用力，動作輕柔。**用餐之前按摩，不只可以促進唾液分泌、減少口臭，還能幫助消化，讓食物吃起來更美味。**

建議吃酸的食物、水果

像**檸檬**或**酸梅**這樣的食物，能讓唾液快速分泌。6）想像一下吃檸檬的感覺，嘴巴裡立刻就有唾液汩汩流出。這是因為酸味能促進唾液分泌的關係。

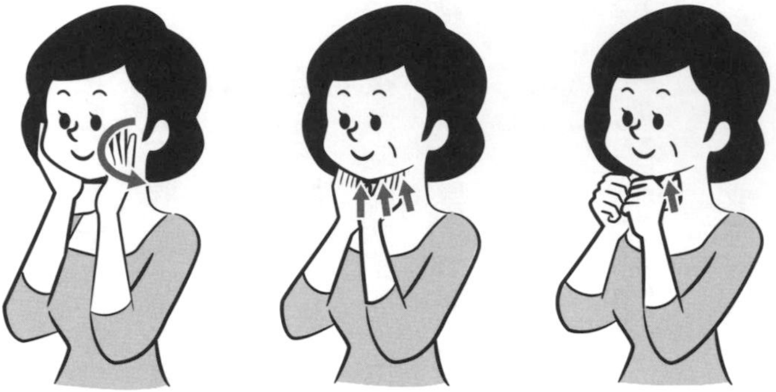

①耳下腺按摩　　②顎下腺按摩　　③舌下腺按摩

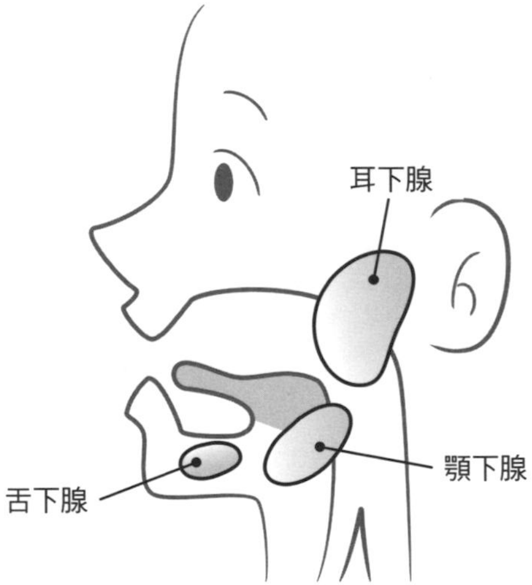

唾液腺的分布

圖三　唾液腺按摩

此外，許多水果也都很適合用來預防口臭。例如**鳳梨**和**木瓜**都含有一種叫做「木瓜蛋白酶」的酵素，可以分解蛋白質。木瓜蛋白酶會分解口中的蛋白質，降低口中的異味。奇異果中所含的奇異果酵素（Actinidin）也有同樣的效果。

還有被譽為「天然牙刷」的**蘋果**，同樣有能促進唾液分泌的酸味，更富含食物纖維，能在咀嚼時清潔牙齒。蘋果中所含的多酚對消除口臭也有明顯的效果。

除了水果，嘗起來有**鮮味**的食物所含的麩胺酸也對消除口臭有效。例如**日式湯頭「出汁」**中就有這種東西。美味的麩胺酸能促進唾液分泌，吃以出汁做湯頭的料理，可以預防口臭。用餐之後再喝一杯綠茶，也對預防口臭很有助益。7）

吃糖果和口香糖，計算咀嚼的次數

我推薦各位以**含糖果**和**吃口香糖**的方式來增加唾液分泌。很多人會隨身攜帶糖果，遇到人就問「要不要吃糖？」，尤其是關西地方的老奶奶。他們會這麼做是因為糖果可以抑制口渴的感覺。若是擔心吃糖會引起牙周病，也可以改吃口香糖，效果也很不錯。不過有的人討厭口香糖黏牙，那麼就不要勉強自己，還是吃糖果吧！

吃**比較硬的食物**，也會增加唾液的分泌。8）談到硬的食物，大家可能立刻聯想到烤魷魚。不過要嚼得動烤魷魚，至少要有二十顆牙齒才行，少於二十顆就會感到咀嚼吃力。煎餅也不錯，有各種不同的硬度，請選擇適合自己的硬度。

老年人的日常飲食，隨著慢慢吃不動硬的食物，軟的食物就逐漸增加。比方先前常吃炒牛蒡，現在改成常吃涼拌羊栖菜。由於**咀嚼可以促進唾液分泌**，因此就算是每天吃軟爛的食物，也請養成多咀嚼的習慣。

不過可能就算經常被叮嚀「要記得多嚼幾下！」，也很難每天持續。若真如此，建議您可以計算咀嚼的次數。一旦開始計算，便會意識到我們常只嚼個一、兩下就把食物吞下肚，就會較常想起來要多咀嚼。如此能有意識地增加咀嚼的次數。

越常用嘴巴呼吸越容易口臭

呼吸的方式也會影響口腔的乾燥程度。您現在是從鼻子吸氣，還是從嘴巴吸氣呢？如果比較常從嘴巴吸氣，會較容易引起口臭。

從鼻子吸氣的話，空氣是從鼻子進入口腔和肺部。就算空氣原本是乾燥的，只要進入鼻腔就會變得濕潤，口腔也就不會乾燥了。但若從嘴吸氣，空氣直接進入口腔，嘴巴就容易乾燥，嘴裡會覺得黏黏的，口臭也會變重。因此請記得要從鼻子吸氣。

由於我有過敏性鼻炎，老是鼻塞的關係，我自己也經常用嘴巴呼吸。這時若服用抗過敏的藥物，就能從鼻子呼吸了。

另外在過於興奮或焦慮的時候，也會變成從嘴巴吸氣。這時，請有意識地從鼻子吸氣，吸到腹部漲滿，再從嘴巴吐出。一開始會覺得不習慣，但習慣之後，身體就會自己這麼做了。

側睡、使用加濕器可以預防嘴巴乾燥

睡著的時候，也容易變成從嘴巴呼吸。尤其是會打鼾的人要特別注意。我父親就是打鼾的時候都用嘴巴呼吸，鼾聲非常響，讓我母親煩惱許久。

以前我們一直以為打鼾是沒法改善的，後來才知道原來打鼾可以治療，只要動一種手術，讓空氣順暢進入呼吸道。我們立刻建議父親動手術，果然術後他就不會打鼾了。

最開心的莫過於母親。父親不再打鼾之後，口臭也消失了。而且夜裡也睡得好，早餐後睡回籠覺的情形也減少了。

我父親的打鼾，是嚴重到必須去醫院動手術的。但如果情形沒那麼嚴重，或是沒有打鼾但仍然必須以嘴呼吸，我建議晚上**側睡**。平躺著睡覺時，脖子周邊脂肪較多或是下巴較小的人呼吸道會被阻塞，這麼一來，再怎麼想以鼻子吸氣，也容易變成從嘴巴呼吸了。

假若您必須從嘴巴呼吸，我建議可在臥室裡使用**加濕器**，以保持室內的濕度。我自己就寢時也是盡量使用加濕器。

出外住旅館或外宿時，可以在身邊放一條濕毛巾來保持室內濕度。早上起床時毛巾就乾透了，可見您的嘴巴也同樣會變得這麼乾。

口臭有八十五％的原因來自口腔，剩下的十五％則是來自**胃部**。

根據研究，胃裡的幽門螺旋桿菌也是造成口臭的原因之一。9）幽門螺旋桿菌是引起**胃潰瘍與胃癌**的元凶，因此消滅幽門螺旋桿菌不僅能夠減輕口臭，更是預防胃癌的良方。如果您有此疑慮，請徵詢腸胃科醫師的意見。

老化的真相【9】

一、由於唾液分泌減少而引起口臭。

二、有口臭的人，自己不會注意到。

重點摘要

◎周圍人容易犯的錯誤

・除了忍耐別無他法

◎正確應對方式

・建議他去看牙醫

◎預防方法

・準備一個杯子，測試自己是否有口臭
・吃糖果或嚼口香糖
・不只用牙刷刷牙，也以牙線來徹底清潔口腔
・使用假牙者，請徹底清潔牙齒與口腔
・盡量補充水分
・增加咀嚼的次數，光是計算咀嚼次數也很有幫助
・吃硬的食物

◎若已有這種情形

・按摩唾液腺

- 記得以鼻子呼吸
- 睡覺時會以口呼吸的人，請改為側睡
- 就寢時使用加濕器，或在臥室裡放一條濕毛巾
- 感覺興奮時，從鼻子用力吸氣到腹部，從口吐出
- 消滅幽門螺旋桿菌

行為【10】

明明約定好了卻忘的一乾二淨

J小姐家裡在辦法會，幾個親戚來家裡，大伙一起在廚房準備餐點。這時叔叔說他要去附近買東西。

J小姐說：「醬油快沒了，叔叔你幫我買一瓶回來好嗎？」叔叔笑著回答：「好！」就出門了。

但他回來的時候，塑膠袋卻只裝著啤酒和下酒零食，沒看到醬油的影子。J小姐問：「醬油呢？」叔叔卻一副疑惑的表情：「什麼醬油？」

另一天也發生了類似的事Ｊ小姐約親戚一起上館子，也邀請了叔叔。大家說好一月十八日晚上六點到餐廳集合。但到了聚餐那天，叔叔卻沒出現。

大家猜他是不是迷路了，便打手機給他。沒想到叔叔卻在電話裡說：「唉呀，是今天嗎？」似乎是完全把這事給忘了。

⊙不是忘了說過的話，而是一開始就沒聽到

跟老年人說話常遇到這樣的情形：明明一副有聽到的樣子，還回答了「嗯。」但到約好的時間卻沒出現，或是不按照約定來……為什麼會這樣呢？

他有可能是真的忘了，但還有另一個更大的可能：**根本沒聽到**。遇到這情形便論斷「年紀大了就是這樣，記憶力好差」，其實不太公平。

例如在門診時，我向病患交待：「眼藥水從明天開始一天點四次。另外因為剛動過手術，所以暫時不要洗臉或洗頭喔！」患者回答：「好。」但過了一會兒，他就又問：「那可以洗頭嗎？」與其說他忘記了，不如說是沒有聽清楚我的話。

有的時候則是我交待了一樣的話之後，對方回答說：「好，暫時還不要洗臉。」結果傍晚卻在病房裡看到他用水洗臉。「等等，還不能洗臉！」病患卻回道：「欸？不能洗臉嗎？」這就與先前的狀況不同，是真的忘記了。

遇到前者的情形，我們最好不要遽下論斷「年紀大了記性很差」。**只要能夠改善聽力，記憶力也會跟著提升**。根據研究，聽力若改善，話就容易進到腦子裡，記憶力也會上升八％。1）

⦿老年人很生氣：「突然被塞食物到嘴裡」

跟老年人說話時，若旁邊電視正在播放節目，或室內有背景音樂這類充滿雜音的情形下，對方也很難聽清楚你的話。研究顯示，雖然年輕人的聽力也**容易被雜音干擾**，但老年人的情形更加嚴重。2）照護中心有時會有老人投訴，「照護人員什麼也沒說，突然間就把食物塞到我嘴裡」。但其實照護人員已經說過：「來，現在要吃飯囉。」但他忘了周邊都是雜音、老年人可能聽不清楚，便伸手就把食物送進老年人嘴裡。

而且照護人員可能在餵食的同時，一邊注意老人的姿勢，另一邊必須聽其他老人講話。同時進行許多工作，沒法正面對著要吃飯的這位老人講話，因此這位老人會覺得「他不是在跟我說話」。

因而就演變為一邊說「我確實已經講過了」，一邊卻說「根本沒聽見」的情形，造成「突然把食物塞到我嘴裡」或「粗魯地脫掉我的衣服」的誤會。

多人說話時較難傳達訊息

在許多人聚集的場合，老年人特別聽不清楚別人說話。3）人一多，老年人會聽不清聲音的方向，難以判斷「現在是誰在跟誰說話」。

幾個老朋友聚在一起時，當一個人說：「最近身體還好嗎？我呀，最近膝蓋很痛。」聽到這話的人會想「這是在跟我說話嗎？」「可能是在跟別人講話吧？是在跟山田講？還是跟佐藤講？」因為搞不清楚，有時就乾脆不理會了。他並沒有惡意，只是覺得「本來就不是在跟我說話」而已。

以前我動完手術後，會在患者身後跟他說：「手術結束囉！」但患者面前有護理師和手術助手，如果這位患者是老年人，他可能會疑惑：「醫師是在跟護理師還是跟助手講話？」於是面無表情，彷彿完全沒聽到我的話。

因此我現在會走到患者面前，輕拍他的肩膀說：「手術結束囉。」患者便會注意到「醫師是在跟我說話」，笑容滿面地回答：「謝謝！聽到醫師的話安心多了。」

這麼說的時候若能讓聲調變化大一些、聲量也大一些，就更能讓老人注意到「有人在跟我說話」，也讓他更能抓到話語裡的意思。

綜上所述，跟老年人說話時請盡量**避免環境中的雜音**。此外，**正面對著他**，讓他明白有人在跟他說話，這一點非常重要。接著，再依據說話方式與內容，微調傳達的方式。

不要使用縮寫，文字要盡量簡短

說話方式和內容，有哪些地方需要注意呢？

首先，為了讓老年人容易理解，盡量使用簡單的詞彙。尤其是避免縮寫、簡稱、流行語或外國來的外來語。

年輕人很愛用簡稱跟外來語，卻未必會意識到自己在說的是簡稱跟外來用語。比方不講「廉價航空」而說「廉航」，不講「筆記型電腦」卻說「筆電」。在電視和網路上，到處充斥著這種讓老年人摸不著頭腦的字眼。

報紙則會盡量排除這些簡稱或外來的字眼。老年人習慣讀報，您可以把報紙仔細讀一遍試試看，裡面應該不太會出現「厭世」、「老梗」這種老年人看不懂的字眼。

至於各行各業的專用術語，不管幾歲都聽不太懂，因此也要盡量避免。醫師自己也常講專業術語，所以我也必須不斷提醒自己不要在患者面前講太多醫療術語。

另外**把長句子分段來說**，能讓老年人更加理解意思。

「明天我們一起去吃飯，十點在新宿站西邊出口集合一起去喔！」這句話實在太長了。老年人只記得「一起去吃麵」，但是「幾點？」「在哪裡集合？」等資訊卻一點也不記得。把長句子分成幾段來說是很重要的。

「明天一起去吃飯好嗎？約在新宿站西邊出口可以嗎？跟你約十點好嗎？」這樣對老年人而言容易吸收多了。

此外，像是地點、時間這種重要的資訊，最好等老年人回答，確認之後再往下說明。例如：

我：「明天一起去吃飯好嗎？在新宿站西邊出口等可以嗎？還是要在別的地方？」

老年人：「西邊出口可以。」

自己：「那約十點可以嗎？還是要十一點？」

老年人：「好啊，十點。」

像這樣一步一步引導，老年人比較不會忘記。

筆談很有效，事先記得老年人的方言更好

我也推薦**筆談**，把要傳達的事情直接寫下來。我在門診跟患者說明點眼藥的次數時，患者常會反問：「醫生你說幾次？」我乾脆把眼藥的名稱和次數寫在紙條上給他，例如「〇〇眼藥水，一天四次，兩隻眼睛都要點」。

各位可能覺得「用寫的很理所當然」。但如果不常跟老年人接觸，一般人其實不會想到要把話寫下來，而只是大聲重複講，最後就發脾氣了。有研究顯示，只有百分之五的人會想到要用筆談。

還有如果**口音**跟平常習慣的不同，也會讓老年人聽不懂。

您可能會覺得鄉音很重的人說話很難懂，但反過來也是一樣的。當地人如果聽到跟他習慣的腔調不同，也會覺得聽不懂。我有一段時間在外縣市服務，那時跟老年患者不論怎麼講都難以溝通，還得拜託當地的護理師翻譯。

後來我開始看當地電視、聽當地廣播，慢慢熟悉了那裡的方言，後來跟老年患者的溝通就順暢起來了。雖然我的腔調還是沒辦法跟當地人比，他們難免還是會覺得「哪裡怪怪的」，不過溝通狀況改善了很多。

以聽廣播或看電視的方式來習慣當地的語調，是相當有用的。

老年人有時會裝作聽得見

大多數的人相信，如果老年人沒聽見，會說「再說一次好嗎？」或「我耳朵不好聽不清楚。」但有時候，尤其是有許多人在場時，老年人卻會裝作聽得見。「如果只有我說聽不見，就會打斷大家聊天，我不想要這樣。」因而裝作聽得見。

「明天一起去澀谷」、「太好啦！」、「那要穿什麼呢？」、「好懷念啊！不知道那間店現在還有沒有營業呢？」在你一言我一語的氣氛中，實在說不出「我沒聽到你們說什麼，再講一次好嗎？」

「在那之前先去箱根吧！」、「啊？你說什麼？」、「要去箱根。」、「你說去哪裡？」、「算了算了，不重要啦！」於是談話就尷尬地中斷了。因為經歷過這種困窘情形，老年人常在**人多時或周遭吵雜時**，就算聽不清楚也裝作聽得見。

說話時加入對方的名字

要把對方的話聽個清楚，可以一邊聽一邊睜大眼睛環視四周。動動頭部，**讓左右兩耳改變一下位置**，對理解談話也會有幫助。**把手掌抵在耳朵後面**，也會讓人聽得更清晰。

而把對方的名字加進對話中也很有效果。例如好幾個人一起聊天時，不要只說「最近身體怎麼樣？」而是「山本，你最近身體怎麼樣？」像這樣把名字加入對話中，大家漸漸也會跟著一起做。

如果講電話聽不清楚，也可以改用**傳真或是電子郵件**。若使用傳真，就不需要把講過的話再記下來，又可以把字寫得很大，實在是太方便了！至於電子郵件就看個人選擇，不論是用電腦或手機都非常便利。

看吵鬧的電視節目吧！

若想避免聽不清楚的情形，可以學習演奏樂器。這方法非常有效，藉著練習彈奏樂器，可以增進聊天時的聽力。比起單純聽音樂，演奏樂器更能夠幫助聽力提升。

前文曾經提到「跟老年人說話時應避免有雜音的環境」。但是訓練聽力反而要看很吵的電視節目，尤其是很多來賓七嘴八舌快速交談的節目，才會有效。

除此之外也可以多攝取優質油脂**「Omega-3 脂肪酸」**。坊間常見富含Omega-3 脂肪酸的食物有青魚（背脊為藍色的魚）、胡桃、亞麻仁油等。

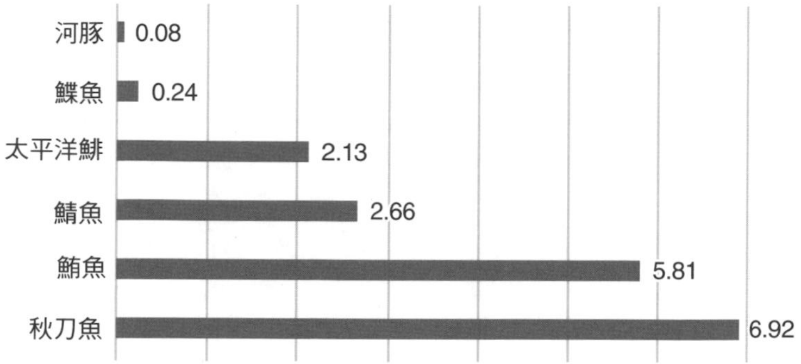

來源：日本食品標準成分表2015版

圖四　每100公克魚肉中所含的Omega-3 脂肪酸

雖然坊間經常說「吃魚肉比較好」，但此處所指的是「青魚」，也就是沙丁魚、鯖魚、太平洋鯡等富含Omega-3 脂肪酸的魚類。鰈魚之類的白肉魚就幾乎不含Omega-3 脂肪酸。（見圖四）

老化的真相【10】

一、不是忘記，而是根本就沒聽到。
二、環境太吵雜的話，容易聽不清楚。
三、在多數人聚會的場合很難聽清楚。

重點摘要

◎周圍人容易犯的錯誤

- 不斷地大聲重複，講好幾遍
- 講過之後就認為沒問題了

◎正確應對方式

- 講話時從正面看著對方說

- 輕拍對方的肩膀再跟他說話，會讓對方更明白你是在跟他講話
- 避免吵雜的環境
- 一邊詢問對方，確認他聽見你的話了，再繼續講
- 省略縮寫、簡稱、外來語和專業術語
- 閱讀報紙了解老年人所熟悉的語彙
- 縮短句子
- 預先了解老年人所講的方言

◎預防方法

- 收看來賓七嘴八舌交談的電視節目
- 多吃青魚、沙丁魚等魚類，攝取 Omega-3 脂肪酸
- 學習樂器

◎若已有這種情形

・聽人說話時把手掌抵在耳旁

・把對方的名字加進對話中

・一邊環視周遭一邊聽人講話

・使用傳真或電子郵件

第 4 章

讓旁人看了擔心的行為

行動【11】

常在意想不到的地方跌倒

K先生的老家是三層樓的獨棟房子。一樓有車庫和雜物間，二樓有客廳、廚房和洗手間，三樓是臥房。K先生回老家過夜時，都是在客廳打地鋪。

K先生說：「你們年紀大了，爬樓梯很吃力吧。以後怎麼辦？」

媽媽：「不要緊，我腿力好得很。」

K先生：「好吧，那我要睡囉！」

K先生把客廳的電燈關了，爸媽就上三樓去了。他在被窩裡看了一會兒手機，正準備要睡的時候，突然聽見外面傳來「咚」的一聲悶響。什麼聲音？K先生爬出被窩走出客廳，看到媽媽竟然坐在地上。

K先生：「媽！你怎麼了？」

媽媽：「沒事，剛跌了一跤。」

K先生：「怎麼會這樣？來，抓著我的手。」

K先生伸出手讓媽媽抓著，想扶她起來。

媽媽：「等一下！好痛！」

媽媽站不起來，又跪下去，臉色逐漸發白……K先生大吃一驚，急忙叫救護車。

⊙最常發生意外的是家中

老年人最容易發生意外的地方，不是戶外而是家中。根據獨立行政法人國民生活中心的報告，**老年人發生意外的場所，有七十七．一％是在家中。**（1）

而且，六十五歲以上的老人發生嚴重事故的比率是未滿六十五歲者的兩倍。原因是肌肉骨骼的衰退。

家中最常發生的兩種意外，一是從高處摔落（三十・四％），一是在平面上的跌倒（二十二・一％）。也就是說，超過一半以上的意外屬於跌倒。尤其**從樓梯上摔落**非常危險，也是最容易發生骨折的意外。2）

講到腳骨折，一般人想像中可能是拄枴杖過日子。老年人一旦骨折，後果往往比年輕人嚴重得多。在日本政府所制訂的照護等級（譯按：類似台灣常見的殘廢等級認定）中，最需要照護的第四級與第五級中，原因前三名分別是失智症、腦中風，以及骨折。3）

年輕人若發生腿部骨折，多在大腿或小腿，但老年人卻多發生於大腿骨根部的股骨頸，也就是髖關節的地方。這多是骨質疏鬆症所致。一旦髖關節骨折，就算手拄枴杖也難以行走，必須動手術置換人工關節。這也是導致長期臥床的主因之一。

由此可以了解，老年人在家中跌倒非同小可，甚至會演變為長年臥床，因此預防跌倒是非常重要的。

試著單腳站立，就可知道自己是否容易跌倒

為什麼老年人容易跌倒？主因之一是**重心不穩**、**失去平衡**，第二則是**視力不佳**。

人上了年紀，容易重心不穩。跟二十、三十歲的人比起來，六十歲的人平衡感減少二十％，超過八十歲之後平衡感更減少之八十二％。4）

再者，老年人跟年輕人不一樣，只要往前傾就會重心不穩。加上老年人下上樓梯時身體容易往前傾，更加容易失去平衡而跌倒。也許會有人想：「既然往前傾容易跌倒，那就往後仰啊！」但後仰同樣容易造成重心不穩，非常危險。不管平常走路或上下樓梯，都請養成**先穩定重心再邁開步伐**的習慣。也許對年紀大的人來說有點困難，但這非常重要，請勿輕忽。

■來測試自己的平衡感！

試試可以單腳站立多久，若能單腳站立超過十五秒，那就沒有問題。若未達十五秒，表示您的重心不穩，容易跌倒。5）

也可以把這個測試法當成一種鍛鍊。每天這樣單腳站立，看能夠站幾秒鐘，不知不覺間平衡感就增強了。不過太勉強的話反而會跌倒，假若因為訓練平衡感而跌倒，那就是得不償失了。

保持良好的平衡感非常重要，但我們常常會忽略。拿重物覺得吃力時，人就會逐漸不拿重的東西，只拿輕的東西。開始感覺走路會疲倦，就越來越縮短走路的距離。但就算平衡感變差，有時還是必須上下樓梯，或到容易跌倒的危險場所。因此在樓梯間摔倒，從此臥床不起之類的事件越來越多。

老年人的跌倒跟**視力**也有很大的關係。上了年紀視力逐漸退化，易因看不清階梯而踩空跌倒。

視力對預防跌倒非常重要。前面介紹過睜開眼睛站立十五秒以上的平衡感訓練法，接著可以試試閉上眼睛單腳站立（這個方法非常容易跌倒，請絕對不要勉強）。能夠閉眼單腳站立十秒的人應該很少吧！由此可知，人是靠眼睛來確認自己位置、調整重心的。

多焦眼鏡容易讓老年人跌倒

因視力而跌倒的問題主要發生在「遠近感」、「眼鏡」、「光」三個方面。

一、遠近感會隨著年齡而衰退

會令人難以判斷東西到底多遠多近，因此在上下樓梯時容易踩空。

二、眼鏡

讀者也許會感到疑惑：「眼鏡不就是為了看清楚，為什麼會導致跌倒？」這裡所指的眼鏡，是老年人常配戴的**多焦眼鏡**。人們在閱讀時視線通常往下，因此多焦眼鏡的設計讓人視線往下時看得清近處（老花眼鏡），視線平視時看得清遠處（近視眼鏡）。

但這種設計，會令配戴的人在下樓梯時發生危險。老年人下樓梯時為了預防跌倒，通常會低頭往下看，但透過多焦眼鏡下方焦點來看，腳要踏出去的下一階梯面由於距離太遠看起來是模糊的，故容易踩空摔倒。因此建議老年讀者，在下樓梯時請養成**縮下巴低頭看下方**的習慣（讓視線通過鏡片中央的近視眼鏡焦點）。

三、老年人在暗處看不清楚

二十多歲的年輕人瞳孔面積約是十五．九平方公釐，超過七十歲後只剩下六．一平方公釐，連一半都不到。6）因此，如果照明沒有年輕時的兩倍，眼前就是一片昏暗。樓梯間常有許多陰暗的角落，導致老年人摔倒。

近年很流行所謂的間接照明，也就是只打亮室內的一部分，讓整體空間保持幽暗。但考慮到摔倒的危險性，建議還是要增加燈具，或是提升燈泡的亮度。如果老年人半夜常起床上廁所，也可以整晚把燈點著。倘若為了節省電費而骨折，真是太得不償失了！

在樓梯間裝上**扶手**也是個好方法。不管是牆壁、樓梯或扶手，都不要使用光滑的材料，最好都採用**表面粗糙**、**具有摩擦力的材料**，比較不會滑倒。梯面的**防滑條與樓梯的顏色須有色差**，例如茶色樓梯可貼上白色防滑條。上下樓梯時，請好好依循防滑條的指引行動。7）

光攝取鈣質無法強化骨骼

前面曾說明，老年人骨質較脆弱，容易因跌倒而骨折。骨質強弱的指標是骨質密度。上了年紀的人骨質變得疏鬆，就是骨質密度減低。

要預防骨質疏鬆，建議每日攝取**六百五十至七百毫克鈣質**。8）不過若是以營養補充品（例如鈣片）的形式來補充，有引發心肌梗塞的風險，因為攝取之後血液中的鈣濃度會突然上升，反而造成身體負擔。因此我建議從**食物**中補充。若是不得已必須使用營養補充品，一次請不要攝取超過五百毫克。

一般人想到強化骨骼，就想到補充鈣質；不過要合成骨骼，**維生素D**和**維生素K**是不可少的。必須每天攝取五．五微克的維生素D，一百五十微克的維生素K。9）維生素D和維生素K會被醫生當作處方藥物來開立，可見其重要性。

大腸吸收鈣質時，需要維生素D的輔助。含有維生素D的食物，最為人知的就是鮭魚。而骨骼合成過程中，骨基質蛋白質之一的骨鈣素（Osteocalcin）的製造，需要依賴維生素K。小松菜和波菜都是富含維生素K的食物。

為了強化骨骼，應該**避免含磷量高的食品**。市售冷飲、許多加工食品的磷含量都很高，最好不要食用。

老化的真相【11】

一、老年人的意外有八成是發生在家中。
二、老年人骨質脆弱，一跌倒就容易骨折。
三、對遠近感的掌握度變差。

四、在暗處看不清楚。

五、配戴多焦眼鏡容易導致跌倒意外。

重點摘要

◎周圍人容易犯的錯誤

．不敢置信為什麼老人會在最熟悉的家裡跌倒？

◎正確應對方式

．改變「只不過是跌倒」的想法，建立「跌倒很嚴重」的觀念

◎預防方法

．睜開眼睛單腳站立，如果無法堅持十五秒，您的平衡感可能已經衰退

．訓練自己單腳站立，但不要太過勉強

- 試試看閉眼單腳站立，體驗視力對平衡感的重要性
- 攝取鈣質
- 攝取維生素D與維生素K
- 避免吃含磷的食品

◎若已有這種情形

- 加強室內照明
- 考慮晚間就寢時也將電燈打開
- 配戴多焦眼鏡者，下樓梯時縮著下巴往下看
- 在樓梯間裝扶手

行為【12】

明明沒什麼積蓄卻愛亂花錢

L先生回老家時，發現家裡多了一條大尺碼的羽毛被。

L先生：「這哪來的？」

媽媽：「我買的。」

L先生：「給誰用啊？沒人在用吧？多少錢？」

媽媽：「東西已經買了，不要囉唆。」

桌上有張收據，L先生一看，將近五十萬日圓！不、不會吧？靠退休金生活的媽媽怎麼買得起？

電視也換了新的？
L先生：「電視也是你買的？」
媽媽：「對啊，看起來很舒服吧！只花了九萬多，很便宜吧！」
上網一查，同樣的商品在網路上只賣六萬元。
L先生：「網路上六萬就買得到，你被騙了啦！」
媽媽：「我已經買了，你就不要再講了！」

⊙長年使用的物品更能帶給老年人安心感

「在家裡裝了豪華的淨水設備」、「不知何時決定要把老家重新改裝」，有時候老年人會突然間有這種大手筆的花費。

添購家電的時候也是一樣，明明網路上有便宜的產品，偏偏要多花好幾萬買貴的。身邊的人忍不住想：「為什麼要這樣浪費錢？」

為什麼老年人會寧願買貴的東西？

年輕人看到老年人東西買貴了，不是覺得「老人搞不懂市價行情」，就是認為他們「老年失智、老糊塗了」。但這些想法，都只看到表面而已。在本質上，這種行為與**「判斷」**、**「記憶」**、**「移動」**三者有關，最後就讓老年人發展出不同於年輕人的購物模式。

首先是**「判斷」**。年紀增長，會以**長年的經驗與感情**來做判斷的基準。1）購物時他們不單只考慮價格，更會比較性能。光是買個吸塵器，也會比較價格、省電、噪音、吸力、大小、品牌等諸種條件。

老年人很難閱讀小於十二級的字，但許多廠牌的廣告型錄的字都很小。另外選項太多也會變得難以抉擇。2）三選一很容易，但若要從二十四個選項中選一個出來，可就傷腦筋了。

另一方面，如果參考先前的經驗來購買，應該不會失敗，所以老年人在購物時常選擇跟自己長年愛用的物品近似的東西。此外，如果某樣東西已經用罄，就算接下來要用的可能性只有一點點，也會爽快地再買。綜合這些情形，老年人就很容易以較貴的價錢購物。

也許身邊的人會覺得「明明就很貴，為什麼要買？」通常各位讀者在買洗髮精時，也會買最便宜的嗎？一樣的東西，商場自有品牌可能比較便宜。某些沒去過的藥局或網路商店可能賣得比較便宜。把這些選項全部搜尋一遍，如果最後也只有省下十元，那還是買品質安心、價格還算合理的慣用洗髮精比較省事，至少不會太失敗。如果買自有品牌的洗髮精，覺得「這個香味跟以前不一樣，我不喜歡，而且洗完以後頭髮毛毛躁躁的」，那就划不來了。

◉為何超市會在門口陳列大特價的衛生紙？

再來是**「記憶」**。上了年紀，記憶力會下降。尤其是**數字**，連最近的數字也記不住。假使商品不是每天接觸得到、好久才買一次，比方醬油，就很容易忘掉價格。所以老年人常買到貴的東西，也不太在意。

但若是他們很在意的東西，就會細心比較廣告，等降價的時候再買。例如「五包衛生紙一九八日圓？太貴了，等降到一六八日圓時再買」。

只要是一直留意的商品，老人就算上了年紀依然把價格記得清清楚楚。超市場之類賣場深諳這個道理，所以會把衛生紙這類消費者會記得價錢的商品，大量陳列在店門口做特價優惠，以吸引顧客上門。至於顧客不會記得價格的商品，像是鰹魚片，就會稍微調漲以增加獲利。

最後是**「移動」**。老年人移動變得困難，這也是影響購物模式的因素之一。

老年人腿力變差、走久易喘，難以長距離移動；再加上擔心漏尿，往往不喜歡出遠門。日本政府為了減少高齡者交通事故，鼓勵老年人繳回駕駛執照，有些老人響應這個政策，在身體狀況不允許開車後主動將駕照繳回，以致於出門得搭計程車。以上諸多原因，造成老年人出外購物的次數減少。3）

老年人容易疲累，這也會讓購物時間縮短。我們在路上常看到出外買東西的老人坐在助行購物車上休息。對老年人來說，連購物也是件苦差事。要在有限的時間、有限的次數當中買東西，他們所重視的是不要太消耗體力、可以安心選購，而非價錢。對比年輕人喜歡新穎、便宜的東西，老年人看重的是**品牌和品質**。

比方去賣場看吸塵器時，年輕人傾向回家好好思考再來買，或上網徹底比價一番再決定，但老年人不這麼做。他們只要看到商品上寫「保證最便宜」就安心了。他們也會在很貴的店裡買東西，不是最便宜也沒關係。就算是高價商品，他們也有依賴店員的建議來選擇的傾向。4）

也許讀者會想「讓店員幫忙選，不會被騙嗎？」老年人幾乎是不會想到被騙這件事，完全信賴店員的建議來買東西。

人活得越久，越容易輕信他人

要說老年人花錢花得比年輕人凶，這也是不正確的。據日本總務省的全國消費實態調查，日本人一生中消費的高峰在五十歲，到了六十歲、七十歲，每個月消費的金額便下降了。[5]

以單身男性而言，未滿四十歲者每月支出為十六萬日幣，七十歲以上減少為十四萬七千日幣。單身女性未滿四十歲者每月十七萬日幣，超過七十歲則減為十五萬四千元。

而就消費項目而言，手機之類的通訊費用減少。年長者多有自用住宅，所以房貸、房租、房屋稅等開銷也較年輕人少。但是與朋友交際應酬、購買大型物品的支出則增加。整體來說，房租與通信費用的支出轉移到家電或旅行方面。

比買貴更令人傷心的是**遇到詐騙**。以前佯裝成親屬的「是我啦！」的詐騙手法很有名，但現在詐騙手法已經進化成「匯款詐騙」或「劇場型詐騙」。年長者寧願聽別人說的，也不太自己查證真相。說好聽是信任別人，說得難聽就是容易上當，因此很容易被詐騙集團盯上。

老年人被詐騙的金額也比年輕人高。年輕人被詐騙的金額平均是一三一萬日幣，但年長者平均是三九六萬日幣。6）這是平均值，可見金額比這數字大的案件非常多。

■為什麼年長者容易被騙？

原因之一是所謂的「**積極偏向**」（positive bias）心理。據研究，老年人傾向正面思考，較不認為未來會發生壞事。例如說，他們比較不會這麼想：「雖然買了吸塵器，但萬一故障時，廠商真的會幫忙修理嗎？」或者「應該還有更好的東西，現在買的話也許會後悔」。

想想看人生的長度，就會明白產生積極偏向心理是很正常的。如果您只剩一年的壽命，就算有更理想的吸塵器，您還會花時間去選嗎？是否會想「雖然貴了點，但這台吸塵器已經不錯了」？如果是我，絕不會把時間浪費在選吸塵器上，而是快速決定後把時間留下來做更重要的事，例如讀自己喜歡的書、跟人多接觸相聚。

■以詐騙集團的角度來看，老年人是容易上鉤的肥羊

因此詐騙集團比老年人自己還更了解老年人。他們很清楚要怎麼講話老人才會願意聽、老人的視力是如何退化。對詐騙者有利的事物，他們會用容易聽清楚的聲音講、用易懂的文字給被騙者看，對他們不利的事物則使用不易聽清楚的聲音和難懂的文字。

他們還鑽研跟老年人接觸的方法，所以看起來比家人或一般店員還要像

「好人」。我曾經目擊店員把品質不好但很貴的東西推銷給老年人的情形。姿態非常低、講話的方式讓老年人很容易懂，看起來無懈可擊。

沒有實體店面的移動型詐騙，賣完東西後就不見蹤影

老年人常被詐騙的類別，以**健康相關商品**和**住宅工程**為多。健康是老年人共通的煩惱，所以從這一點下手很容易。我在門診時跟患者聊過這樣的事：

患者：「我最近買了一個機器，據說只要從腳通電，就會全身很舒服。要二十萬。」

我：「好貴。重點是好用嗎？」

患者：「我想說這機器可以治好糖尿病跟青光眼，所以就買了。可是完全沒作用。」

我：「這樣啊。」

然後開始診察，一邊看一邊聊。

患者：「我就去客訴，他們說如果這個沒用，還有新一代的產品，要三十五萬，應該會有效。醫師您覺得呢？」

我說：「我建議不要買，好好接受治療比較有用啦！重要的是要控制血糖，然後記得按時點眼藥，別再忘記了。」

有一種到府推銷眼鏡的業者，專門找不習慣到眼鏡行的老年人。他們開車到處跑，把眼鏡推銷給老年人。本來沒戴眼鏡的老年人一戴上，立刻覺得「好清楚！」，非常開心。

但這種眼鏡的度數都很深。不是度數太深無法久戴，就是只能看遠處，平時不能長時間使用。甚至有人戴了之後開始頭痛。

這些眼鏡都非常貴，是一般眼鏡的好幾倍，甚至有超過十萬日圓的。但因為業者不在定點銷售，根本找不到人，無法客訴也無法退錢。

至於住宅裝修工程，因為住在自宅的老年人很多，惡質的業者會拿房子因老舊而自然產生的問題大做文章，「這裡的白蟻不除不行」、「不處理的話房子會壞掉喔」。

有老年人跟業者說「我家大門關不緊，想換一扇門。」但門換了之後反而更難開關。跟業者反映，卻得到「不然你就不要關門啊！」這樣的話，而且還要付三十七萬日圓的修繕費。

老年人其實常常看色情網站

只不過這些話他們雖然會跟醫師講，卻不會跟家人說。

老年人會擔心，如果跟家人說被騙了大把金錢，搞不好會被罵到臭頭。因此，各位讀者對老年人不只要提醒「**小心不要被騙**」，更要加上一句「**不管發生什麼事，我都不會生氣。所以一定要告訴我真相。**」

不敢跟家人坦白被騙的例子，以下這個高明的網路詐騙案可說是相當有代表性。

說到網路詐騙，各位會想到什麼？應該是「色情網站詐騙」吧！一般人常以為老年人沒有性慾，但實際上並非如此。根據消費者中心（譯按：類似臺灣的消費者基金會）的消費者諮詢電話專線的統計，老年人求助最多的案件是色情網站詐騙，再來是電腦維修問題，第三是醫療服務。7）

老年人說，看到電腦螢幕顯示「您已瀏覽本網站，需支付九十萬日圓」，想說「與其被家人罵，乾脆付錢吧！」便想花錢消災。接著螢幕會顯示聯絡方式，萬一打電話過去就會被威脅「我知道你正在看我們的網站，也知道你的手機號碼。你最好乖乖聽話！」

還有老年人以為在交友網站可以認識異性朋友，因此投入大量金錢。這類的被害者雖以男性為多，不過也有女性被騙。由於不好意思跟家人商量，只好付錢了事，自認倒楣。

這種專騙老年人的詐騙集團，在《獵食老人》（鈴木大介／筑摩書房）書中有詳盡的描寫。詐騙集團在旅館舉辦詐騙研修課程，教員工詐騙的話術技巧。他們還閱讀銀髮族商業雜誌，研究老年人的心理和行為。就跟一般企業研究銀髮族的需求以發展商品或服務一樣，詐騙集團認真地鑽研這些知識，然後實行。

碰到這種專業的詐騙集團，誰都會被騙倒，就算沒有失智症也一樣，三兩下就被騙得團團轉。老年人容易被騙，並非只因為失智症。

萬一遭到詐騙，請務必打電話給消費者中心（編按：此為日本情況，台灣請報警或撥打一六五反詐騙諮詢專線）。就算兒女說「不管發生了什麼事都要告訴我！」但「被色情網站騙了」這句話實在很難說出口。此時，就是電話派上用場的時候。

提防不被詐騙固然重要，但不要覺得「我才沒那麼容易上當」而掉以輕心更是重要。跟家人間使用**暗號**也是一個好方法，不過有時候老年人會把暗號也忘記了。

根據日本國民生活中心二〇一五年的調查，七十歲以上的消費者受害案件，以電話推銷最多。在此我建議一個預防電話推銷詐騙的方法，那就是買個**電話答錄機**以過濾來電，有必要再回撥。

老化的真相【12】

一、很少買的商品，比較不在意價格。
二、會買比較不需傷腦筋選擇的商品。
三、與其選便宜的，寧願選操作方便、品質安心的產品。
四、與其自己研究，寧願聽從信賴的人的建議。
五、有過於樂觀、積極偏向的心態。
六、購物時倚靠經驗和情感來做判斷。
七、詐騙集團比老人自己還要了解老人，老人容易被他們的外表所騙。
八、購買健康相關商品和做住宅工程最容易被騙。
九、喜歡逛色情網站，容易被索取高額費用。
十、容易被移動型販賣詐騙。

十一、會買高價商品的原因並非失智症，而是與「判斷」、「記憶」、「移動」有關。

重點摘要

◎周圍人容易犯的錯誤

・以為沒有失智症就不會亂買東西，而掉以輕心

◎正確應對方式

・告訴老年人，如果發現什麼異常狀態，或買了太貴的東西，一定要告訴家人

◎預防方法

・裝電話答錄機，除非必要不回電

・老年人要在心裡記得自己是容易被騙的
・老年人購物前要與家人討論

◎若已有這種情形

・向消費者中心（台灣為一六五反詐騙諮詢專線）／消費者基金會／警察求援
・向家人求援

行為【13】

食量小到令人擔心是不是生病了

M太太的婆婆似乎很注重健康。她幾乎不太吃肉，只挑青菜吃，肉總是剩下很多，孩子們也樂得接收。而且她好像不太愛吃M太太做的菜。

M太太：「不合媽的口味嗎？」

婆婆：「也沒有啦……」但只吃一口，就把筷子放下了。

M太太便問：「媽媽都怎麼調味的，可以教我嗎？」婆婆說：「好。比方說這個馬鈴薯燉肉啊……」婆婆仔細地把調味訣竅教給M

太太。看起來也不像是討厭M太太。但是按照婆婆教的方法做好之後，她還是只嚐了一點點。

常聽人說「吃飯八分飽」，不過婆婆吃這麼少，應該連三分飽都不到吧！本來以為婆婆原先食量就小，或是注重健康所以故意控制食量，但現在看來好像都不是。

過沒幾天婆婆在醫院檢查出貧血。醫生說：「整體營養不良，要多吃些營養的食物才行。」

⊙老人以蔬菜為主、少量進食是為了健康著想？其實不然

很多老年人蔬菜吃得多，其他東西不太吃。而年輕人常吃油膩的食物，因此老年人的飲食習慣看起來比較健康。此外，老年人的食量也小。相較於很多年輕人大胃王一般的食量，老年人的食量似乎比較合乎健康。

當然有些老年人是因為注重健康，所以只吃蔬菜。但大部分的老年人這麼吃，背後有別的因素。

為什麼老年人會有這樣的飲食習慣呢？主要有三個原因。

■老年人對肉跟纖維質的食物逐漸失去興趣

與其說是主動吃菜，不如說是避開肉和纖維質。由於上下顎和牙齒不如過去強壯，咀嚼肉和纖維質變得比以前費勁。1）此外，嘴巴不像年輕時可以張得那麼大，張口、闔口的速度也變慢，吃飯的時間拉長，容易感覺疲倦，就造成了這個現象。2）

■吃了幾口就覺得飽

老年人的飽覺中樞（Satiety center）運作不是很正常。3）會引發飽足感的荷爾蒙膽囊收縮素（cholecystokinin）在空腹時也分泌得多，因此到底是飽了還是沒飽經常搞不清楚。4）因此有些老年人就像搞笑藝人志村健在電視上常演的那樣，才剛吃過飯就問「飯還沒煮好嗎？」

■老年人有把食物分成許多份，一點一點地吃的習慣，導致食量逐漸減少

大家是否認為，如果把食物分成幾份、但總量不變，那就沒有問題？但是根據研究，如果把食物分成許多小份量盛裝，最後攝取的總量會減少。5）

人類看到東西分成許多份小份量時，會無意識地以為加起來總量是很多的。也就是說，所謂的「飽足感」不只受到胃跟血液的影響，也受到從眼睛來的視覺資訊的影響。

從眼睛來的視覺資訊，加上嗅覺、味覺的衰退，造成食物不吸引人的印象，因而食欲低落。

吃太少，就容易變瘦。

◉對高齡者而言，「你變瘦了」是會讓他感到恐懼的話

年輕時我們常覺得「瘦一點漂亮又有型」，因此聽到「你變瘦了！」、「好苗條喔」，會覺得是受到稱讚。但請別對超過七十歲的老年人說「你變瘦了」。

有次在門診時，一位女性病患問我說：「我是不是變瘦了？」我答：「還好啊，看起來沒有明顯變瘦。」她才露出放心的表情。我仔細一問，原來是醫院的工作人員跟她說：「你變瘦了。」另一個跟她很熟、經常碰面的工作人員也這麼說，她便開始擔心：「我真的瘦那麼多？會不會是生了什麼病……」每天站上體重計時都忐忑不安。

後來我去問那位說她變瘦了的同事，對方答：「我以為說她變瘦，她聽了會開心」。其實沒有任何惡意，但**「變瘦了」這話在老年人聽起來意味著「可能得了絕症」**、**「命在旦夕」**，會讓他們擔心到半夜睡不著。

四十歲至七十歲的人，有六％過瘦，二十六％過重，因此肥胖是比較嚴重的問題。但隨著年齡增長，人會變瘦。八十歲以上的人有十一％過瘦、八十五歲以上的有十五％過瘦。6）此時的「變瘦了」意味著「**隨著年長而衰老了**」，因此請千萬別對老年人說這句話。

然而上了年紀之後，要回到原來的體重並不容易，一旦變瘦就會持續瘦下去。但如果是過重，則很容易一直肥胖下去。我們放完年假後經常會變胖，因為過年時吃太多了。年輕時，體重會自然地降到原來的水準，身體會自動增加代謝率，加速消耗平常使用的能量。然而年紀增長之後，身體的反應不如從前靈敏，就會持續胖下去。

準備一罐不常使用的調味料吧！

以下介紹幾個方法，可以改善食量過少的問題：

固狀食物吃起來易有飽足感。7）固狀食物容易堆積在胃裡，但湯或勾芡類等液狀食物較容易消化，吃了也彷彿沒吃似的。不論什麼年紀的人都如此。

因此給年長者的飲食，可以好好利用**液狀食物**。不過若每道菜都是液狀，整餐下來量會太多，也會削弱下巴的咬合力，所以還是讓老年人吃各種類型的食物，湯品只要一道就夠了，如此老年人吃得開心、營養也較平衡。

其次，**調味料可以改變食物的味道，對增進食欲有明顯效果**。人上了年紀，食物容易變得單調、缺乏變化，不太嘗試煮新的菜色，也不太到鮮少去的店面買不常用的食材來做菜。就算兒女買新的食材給老年人，他們也不見得知道怎麼料理，往往就放到腐壞，實在是滿傷腦筋的。

但若送調味料，一方面容易保存，一方面也不占空間，是比較好的選擇。要增加辣味時，不用胡椒或七味粉，試試看叫做葛拉姆馬薩拉（Garam masala）的印度綜合香料；選醬油時不用普通的黃豆醬油，改用泰式魚露甚至薄荷等香料植物。如果老年人喜歡這些味道，就有可能用新的調味料來挑戰新的料理了。

一個人吃飯的「獨食」現象，不但是個社會問題，也會讓人的進食量減少。**跟別人一起用餐，能明顯刺激食欲**。根據研究，多人一起用餐的話，可以提升食欲達三十％之多。8）

如果長輩是一個人住，周遭的人可以多邀他們共同進餐。就算**一邊視訊通話一邊吃飯**也是個辦法。根據研究，甚至是**把家人的照片放在餐桌旁邊**，也有促進食欲的效果。9）

一個月換一次牙刷就能讓食物變美味

料理時，也要注意食物中的營養成分。每一種營養都很重要，但一如前面章節所述，**鋅可以改善味覺**，因此我在此處特別建議要攝取鋅。體內的鋅不足的話，味覺會衰退。

此外，鋅也是血液中的重要成分。預防貧血除了要攝取**鐵質**，也別忘了鋅。老年人貧血容易頭暈目眩，更糟的是無法進行會大量出血的手術，而危及生命安全。

要吃得美味又健康，口腔保健非常重要。尤其是**牙周病**的預防，請切記在心。

要預防牙周病，最簡單的方法是至少**一個月換一次牙刷**，人人都做得到。牙刷長期使用不但會使刷毛變形、難以清潔牙齒，也會滋生細菌。刷毛一旦變形，牙垢清除率將降低到只剩六成左右。

老化的真相【13】

一、吃肉很累，所以不想吃。
二、只吃一點點食物就覺得飽了。
三、基礎代謝減緩，吃不太下食物。
四、聽到「你變瘦了」不會開心，反而擔心起自己是否得了重病。
五、一旦變瘦就會一直瘦下去，變胖則會一直胖下去。

重點摘要

◎周圍人容易犯的錯誤

- 以為老年人聽到「你變瘦了」、「好苗條喔」會開心
- 樂觀地以為老年人常吃青菜、食量變小是有益健康的

◎**正確應對方式**

- 不要跟老年人說「你變瘦了」
- 和老年人一起吃飯
- 送老年人平常少用的調味料

◎**預防方法**

- 至少一個月換一次牙刷，注重口腔保健
- 攝取鋅

◎**若已有這種情形**

- 每餐喝一碗湯

行為【14】

動不動就嗆到咳嗽，需要不斷吐痰

N先生的父親常常咳個不停。父親是老煙槍，肺不好，需要經常咳痰。在朋友面前或在外面也一樣咳嗽、吐痰。家人得一直提醒：「忍耐一下，不要這樣。」父親有時候忍得住，但沒一會兒又故態復萌。就這樣，每天家人都不太愉快。

某天全家在吃飯，父親正把最愛吃的生魚片送進嘴裡，突然間又嗆到，大咳特咳起來。N先生說：「拜託稍微忍一下。」父親也努力試著控制自己，沒想到突然間身子一軟，倒了下去，連呼吸都停了。

N先生嚇壞了，媽媽也慌了起來，伸手拿電話大喊「叫救護車！」

N先生一邊叫著「爸爸！爸爸！」一邊搖晃他的身體。父親似乎有醒來的跡象，救護車來了，便決定送父親到醫院急診。

⊙空氣以外的物質容易進到肺裡

我在查房時碰過談話到一半，病患突然嗆到無法呼吸、漲得滿臉通紅的情形，但過了一會兒就恢復正常。問他怎麼了，病患說：「只是嗆到而已。」一開始我也覺得很嚇人，但後來發現跟年長者交談時常發生這情形，現在便能鎮靜地面對。**人上了年紀之後，嗆到的次數會增加。**

人從口中吞下的東西，會經過食道再進入胃部，只有空氣是經過呼吸道流到肺部。這時身體會自動判斷這東西該走哪一個通道。

但隨著年紀增長，判斷機制會變得不靈光。1）於是食物或飲料會進入呼

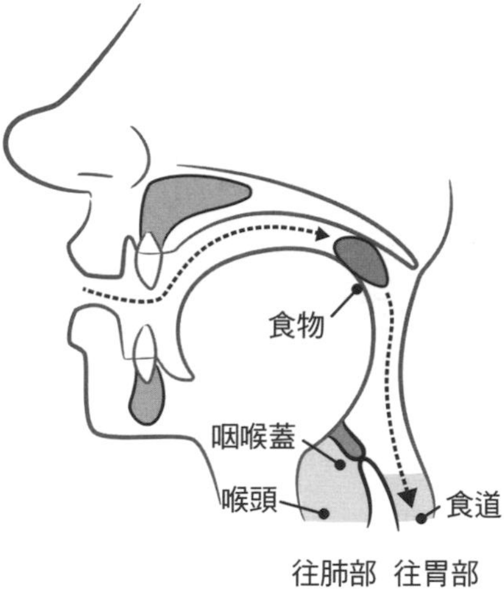

圖五　口腔、食道、氣管的構造

吸道，並進到肺部。（圖五）異物若真的進到肺裡將引起肺炎，因此身體會有劇烈咳嗽和嘔吐的反應。

年輕時肌肉還很有力，幾乎不會有嗆到的感覺。只要咳個一、兩次就能把外物排出呼吸道，讓它流往正確的方向。然而一旦上了年紀，把異物排出的力氣也會衰退。2）

痰增多也跟容易嗆到有關。應該往食道的食物跑進肺裡，引起發炎症狀，刺激呼吸道分泌痰液。也許您覺得痰很髒，不要吐比較好，但是把痰排出體外是非常重要的。老年人如果沒有把痰排出體外，就會流進肺裡引發肺炎。痰或食物進入肺部所引起的肺炎，稱為**吸入性肺炎**。

吸入性肺炎會讓一個昨天還好端端的人突然命在旦夕，引起患者自己和家人的驚慌。因此老年人要吐痰時，身邊的人不要說「好髒不要吐痰！」應該說「**我來幫忙**」。

也許讀者會想，「我和家人應該不會發生這種事吧！」

我曾聽一位老年人談過他的親身經驗。這位老年人身體相當硬朗，雖然有高血壓但服藥控制得不錯。有次住院動白內障手術，手術很成功。結束後，他在病房戴著眼罩吃飯，卻突然被食物嗆到，嚴重到喘不過氣來；後來就這樣陷入昏迷，有生命危險。幸好在場的醫師急救得宜，才撿回一命。這種情形有可能產生後遺症，但幸好處置得當，他沒有留下任何後遺症。

就算是非常健康的一般人，也可能發生這種情形。這個案例是因為發生在醫院內，四周有立刻能夠處理的醫療人員，才不至於發生悲劇。若發生在醫院之外，後果不堪設想。

如果喉嚨哽住，趕緊先拍背！

如果家人突然間被異物哽住喉嚨，該怎麼處理呢？年長者不易把痰咳出來，因此請讀者把下列急救法學起來，以備不時之需。

第一種、拍背

拍背可以讓卡在喉嚨中的異物咳出（圖六）。（3）

第二種、施行哈姆立克急救法

以雙臂從患者身後環抱，雙手用力壓患者腹部以推出異物。哈姆立克急救法效果比較好，但若施行不佳有傷害內臟之虞。如果沒有把握，還是用拍背法

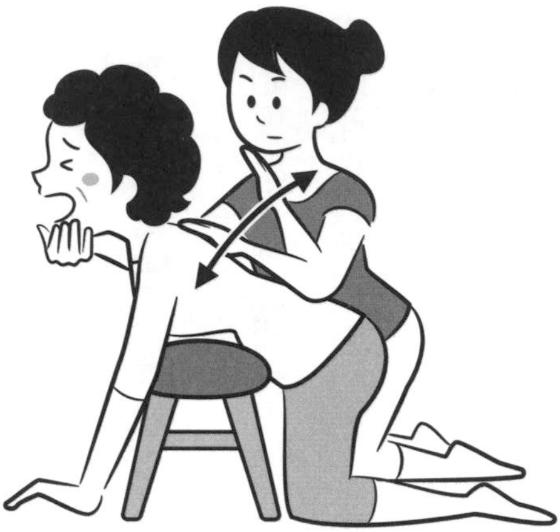

圖六

就好。

最糟糕的狀況就是，手足無措、呆立一旁。

也許您聽過「用吸塵器把東西吸出來」的方法，但若失敗了反而讓異物更深入肺部，也可能使口腔受傷，我不建議這麼做。

那應該怎麼拍背比較有效呢？首先，讓哽到的人身體往前傾斜，這樣會比較容易咳出。然後拍打肩胛骨之間的部位，怎麼拍都可以。如果不確定正確的拍打方法也千萬不要呆住不動，先叫**救護車**，盡量拍打到救護車來為止。

鍛鍊呼吸肌，潤潤嘴巴

此外，還有個方法可以讓老年人比較容易把痰咳出來，請務必要學起來。首先，請老年人像是要發出「哈！哈！哈！」聲音一樣用力吐氣（但不用真的出聲）。（圖七）這種哈氣咳嗽法可以使痰塊往上移動。4）然後咳個三次左右，痰塊就可以順利排出。

現在您的肌肉有多少力氣可以防止嗆到呢？有個方法可以測量。試試看在**三十秒內可以吞幾次唾液**。年輕人平均可以吞七·四次，老年人是五·九次。但若只有兩次，表示喉嚨肌肉退化，難以防止嗆到。5）

鍛鍊喉部肌肉是很重要的。6）有一種方法是鍛鍊舌頭。舌頭使勁抵住上顎，三秒後放鬆。每一次做十下，早、中、晚各練習一次。

彷彿發出「哈！哈！哈！」的聲音似的用力吐氣，但不需真的出聲

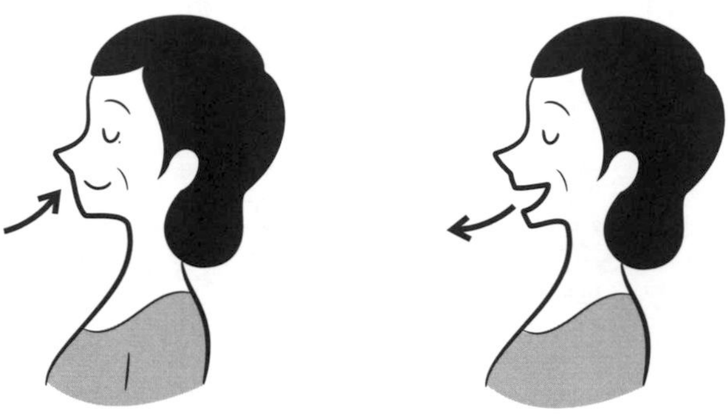

①從鼻子吸氣　　②從嘴巴用力快速吐氣

圖七

平常也做可以改善呼吸狀態的深呼吸，或呼吸肌訓練。這也對預防嗆到有顯著效果。所謂的呼吸肌，是指呼吸時所用到的肺部周邊肌肉，鍛鍊這些肌肉群，能令呼吸變得順暢。

呼吸肌的訓練非常簡單。從鼻子吸氣三秒鐘，然後從嘴巴吐氣六秒鐘。重點是吐氣時是彷彿要吹熄蠟燭似的感覺。不是對著整根蠟燭吹氣，而是把焦點專注在某個地方。把嘴巴噘起來吹氣，可以感覺

到給肺部周邊肌肉帶來壓力。

為了預防嗆到，保持**口腔濕潤**也很重要。口腔一旦乾燥，痰就會變黏。為了維持口腔濕度，平常要多喝水，或含一顆糖。但糖份多的飲料會讓唾液分泌變少，容易導致口腔乾燥症，因此請盡量**避開含糖飲料**。[7]

很多老年人喜歡吃花枝或章魚生魚片，不過這種生魚片不易咬斷，吞嚥時容易發生危險。要食用時，請記得先濕潤喉嚨，把花枝或章魚切成小塊再享用。

老化的真相【14】

一、食物跟唾液容易進入呼吸道，導致嗆咳。

二、判斷食物跟空氣該進入食道還是呼吸道的身體機制衰退。

重點摘要

◎周圍人容易犯的錯誤

- 叫老年人忍耐不要咳或吐痰
- 老年人喉嚨哽到時，手足無措茫然呆立

◎正確應對方式

- 老年人喉嚨哽到時，施行拍背法或哈姆立克急救法
- 趕緊伸出援手讓痰更快排出

◎預防方法

・學習讓痰可以容易吐出的哈氣咳嗽法
・嘴裡含一顆糖果
・經常攝取水分
・鍛鍊舌頭
・訓練呼吸肌
・要吃容易卡在喉嚨的食物時，切成小塊再進食

◎若已有這種情形

・覺得嗆到或是想咳痰時不要忍住，順其自然。可以找人少的地方咳嗽或吐痰
・進行容易排痰或咳嗽的呼吸法

行為【15】

總在天還沒亮的時間點起床

O小姐的媽媽常在凌晨四點起床，這時間外面還是一片黑。既沒有要出外，也沒什麼特別的事，因此媽媽白天總是很睏。O小姐心想：「既然如此，別那麼早起床不就得了？」

沒多久，媽媽又變成躺下沒多久就醒來，一醒來就睡不著。一天到晚抱怨：「我都睡不著。」

後來媽媽的狀況漸漸變差了，懷疑是失智症，開始帶她就醫。但服藥之後症狀反而更嚴重。

媽媽的失智症持續惡化，夜裡則可說是完全不睡覺，過著日夜顛倒的生活。O小姐為了在半夜起來協助媽媽如廁，自己連睡覺的時間也沒有了。

◉弒親事件發生的主因

上了年紀之後，會有早睡早起的情形。1）如果不當一回事，可能會演變成半夜醒來或日夜顛倒。不管是老人自己還是家屬，精神與肉體上都很難承受。**睡眠出狀況，容易引發失智症。**2）若已經失智，半夜起床上廁所時，家人就必須起來協助。白天的居家照護人員很容易找，夜班卻很難找到人。原因便是半夜沒辦法睡，必須一直起來照顧患者。每一、兩個小時就要起來一次協助如廁，非常辛苦。

照顧過小嬰兒的人應該很了解這種情形，如果不分晝夜都無法入眠的話，不只是肉體痛苦，精神上也會抑鬱沮喪。

照顧嬰兒總有結束的一天。隨著嬰兒的成長，睡眠時間會逐步固定下來。爸媽一邊焦急地盼望這段期間趕快過去，一邊在心裡為孩子成長而禱告，可說是一件喜悅的事。

但**老年人的失眠卻是難以改善的**，不知要持續到何年何月。如果在心裡出現「這種日子哪天才結束」的念頭，家屬會意識到自己其實是在期盼長輩快點過世，哪怕只有一秒也會自責不已。

照顧老年人的人常說，「活著很辛苦」。尤其睡眠不足一事，影響非同小可。因不堪長期照護之苦而殺人的事件時有所聞，因此盡早調整睡眠週期是刻不容緩的課題。

老年人和聲響、冷熱、搔癢、疼痛、尿意間的戰鬥

那該怎麼做呢？觀察老年人的睡眠，其實入睡的所花的時間並沒有延長。

事實上，有研究顯示人類從就寢到睡著的時間，並不會隨著年齡而改變。3）

產生問題的是讓人在睡著之後又醒來的原因。由於淺眠，很容易就轉醒。這些原因包括聲響、太冷或太熱、發癢、疼痛還有尿意，只要些微發生就會讓人醒來。

首先，**只要有一點點聲響就會被吵醒**。您半夜起來喝水時，老年人可能就被吵醒了。像洗手臺、廁所、廚房之類連半夜也常有家人走動的場所，必須想辦法跟老年人的寢室距離遠一點。

太冷或太熱也是讓人轉醒的原因。比方冬天想在開有暖氣的房間睡覺，又想到整晚開著對健康不好，於是把暖氣關了。但暖氣一關，室內溫度就漸漸降低。年輕人可以在這情形下一覺到天亮，老年人卻會冷醒。若是夏天，則是開冷氣而非暖氣，也發生同樣的情形。

因此必須在空調上下工夫。就寢時不要立刻關掉空調，而是**設定關機時**

間，記得避免讓風向對著人吹，或是把溫度設定在比較和緩的度數。4）

半夜也是容易發癢的時間。睡眠時體溫變高，比起白天容易覺得癢。再加上此時注意力並未特別集中在某處，例如書本或電視上，因此神經都集中在搔癢這件事上。所以半夜睡覺時常常癢得這裡也抓那裡也抓。

預防的方法是**經常使用吸塵器清潔棉被和床墊，以去除塵蟎或壁蝨**。坊間也有賣棉被用的吸塵器。

年紀大了容易搔癢，跟皮膚變乾燥有關係。所以**保持濕度**很重要。為了避免棉被太過乾燥，可以在房間裡開加濕器，或放一條濕毛巾，稍費心思就可以降低搔癢的情形。

此外，還要慎選寢具材質。嫘縈和聚酯纖維對皮膚的刺激性強，容易引發搔癢。**棉質（混紡）或類似紗布之類的材質**比較理想，請各位選擇對皮膚較不刺激的材質。

此外還有一個因素是**疼痛**，卻容易被遺忘，我頗感驚訝。很多老年人因為腰部、膝蓋、關節、後背的疼痛而痛醒。這些部位在白天不會這麼痛，因此很容易被忽略，未能得到應有的治療。

上廁所也是半夜起床的原因。有些人以為上了年紀如廁會變頻繁，「半夜起來上廁所是理所當然的事」。但其實這並非理所當然的，**睡前喝了太多水或酒**才是真正的原因。

不過，若忍耐著不喝水，不僅會喉嚨乾，且水分攝取過少還是導致腦中風的原因之一，都不喝水也不行。年輕人睡前兩小時還可以攝取水分，**但老年人睡前四小時若還攝取水分，半夜就會感覺到尿意**。為了解決半夜上廁所的問題，請以睡前四小時為標準，過了這個時間就請控制水分攝取的量。

另外有腿部水腫或血液循環差的人，只要一躺下，腿部淤積的水分就會令人產生尿意。因此可以試著**在睡前先躺下一次，緩緩地伸展四肢**。這麼做能令腿部淤積的水分循環到全身，**睡前再去一次廁所**就沒問題了。

半夜起床如廁非常頻繁的話，可以試試看睡前想喝水時只把嘴沾濕就好，不要真的喝。**如果半夜起床如廁超過三次，最好就醫**。

許多人不知道，失智症藥物的副作用，有的是引起嗜睡，有的則是引起失眠。

在沒有睡意的時候就寢，反而精神會變好

一直想著「一定要趕快睡著」，反而會更難入睡。就算睡不著，也請不要焦慮。一般人以為「必須每天在一樣的時間起床，在一樣的時間睡覺」、「睡不滿八小時的話對健康不好」，但七十歲以上的人平均睡眠時間是六小時。以為必須睡滿八小時而早早上床，是不正確的。

這些觀念只有白天不睏的人才適用。白天很睏，就是睡眠不足。因此請調整起床的時間。

另一方面，完全睡不著時不要勉強自己躺在床上。以為早點鑽進被窩可以培養睡意，但這麼做反而更難睡著。[5]不如等到真正有睡意再鑽進被窩，較易入睡。

半夜起床後就再也睡不著時，毋須焦慮，起來讀本書、聽聽收音機，放鬆心情。但**不要看手機或電視**。

晚上失眠、白天很睏的話，可以在**下午三點之前睡午覺，最多睡半小時**。若在三點之後睡或是午睡超過半小時，會睡得很沉，反而影響當晚的睡眠，導致日夜顛倒的情形。

光線是睡眠的夥伴，同時也是敵人

影響睡眠最重要的因素就是**光線**。人是靠著光線來區辨白天和夜晚的。因此，睡前或半夜醒來看手機，等於讓眼睛注視強光，會讓大腦混淆「現在是早上了嗎？」而無法進入深沉的睡眠。

另一方面，白天沐浴在光線中則是好事。沐浴在晨光中，身體會開始為渡過嶄新的一天做準備。如此一來，所謂的睡眠荷爾蒙「褪黑激素」就會平衡地分泌，到了夜晚便能進入深沉睡眠。6）

現代生活到處充斥著光線。就算天黑了，也可以打開電燈，過著明亮的生活，看電視、看手機。但這麼做會令大腦錯把夜晚當白天，所以請盡量避免。

關於入睡時的照明，有人說：「睡覺時不把燈打開，我會不放心。」但燈光太亮會影響睡眠品質，就算睡著了也覺得彷彿沒睡。若使用夜燈，請注意不要讓光線直射臉部。

一般認為，茶葉中所含的**茶氨酸**（L-Theanine）對睡眠有幫助。有人常在喝日本茶之後覺得心情放鬆了。也有研究顯示，茶氨酸對眼睛保健也有不錯的效果。7）

不過茶畢竟還是茶，也含有咖啡因。因此我比較推薦**麥茶**，不含咖啡因但有茶氨酸，可以放心飲用。

老化的真相【15】

一、能正常入睡，但半夜容易醒來。

二、很容易因聲響、冷熱、搔癢、疼痛、尿意而清醒。

三、睡眠不足，容易導致失智症。

重點摘要

◎周圍人容易犯的錯誤

・討厭半夜起床協助老年人上廁所，暗中希望這種日子趕快結束

◎正確應對方式

・家人常進出的場所與老年人的臥室不要距離太近

◎預防方法

・戴眼罩睡覺
・不要開燈睡覺。如需要照明，別讓光線直射自己
・睡前控制飲酒

- 喝麥茶
- 早上好好曬太陽
- 午覺要在下午三點之前睡，只能睡半小時
- 調整空調的設定
- 確實使用吸塵器清潔棉被、床墊，以消除塵蟎
- 在臥室中使用加濕器、或放一條濕毛巾以保持濕度
- 睡前四小時起不要攝取水分
- 若睡前想要喝水，喝一點點讓嘴巴濕潤就好

◎若已有這種情形

- 睡不著的時候不要勉強躺著。可以讀書或聽收音機，放鬆心情
- 睡前或半夜醒來時，不要看手機跟電視

行為【16】

上廁所的次數多到不可思議

P小姐跟媽媽去百貨公司買衣服，兩個人很久沒有一起逛街了。

「這件怎麼樣？」回頭一看，媽媽不見了。

媽媽邊走回來邊說：「不好意思，我剛去廁所了。」

接著去看媽媽的衣服。

P小姐：「這件還滿好看的……咦，人呢？」

媽媽又不見了。回來後說：「抱歉，剛剛去廁所。」

兩人進了咖啡店，坐好準備要點飲料時，
媽媽：「等一下，我先去個廁所。」就起身離開了。
P小姐心想，人家口很渴卻還不能點餐……

⦿老年人無法憋尿超過一小時

老年人不喜歡出門的原因之一，是**容易頻尿**。由於使尿液濃縮的荷爾蒙分泌減少1），尿液變得較稀，身體為了將廢物毒素排出體外，會使尿量會增加。

頻尿也跟儲存尿液的膀胱變硬有關係。膀胱的彈性降低，能儲存的尿量變少，有一點點尿就會想上廁所。

此外男性若患有攝護腺肥大，尿液所流經的尿道受到壓迫，導致排尿時間拉長、有殘尿感，便會常常跑廁所。至於女性尿道本來就短，肌肉力量較弱，不太能夠憋尿。通常可以憋一小時，但再怎麼忍耐頂多也只能憋一個半小時。

我經常受邀到各地去演講，聽眾有很多是高齡女性。她們很積極地來聽演講沒錯，但一個半小時的演講進行到最後三十分鐘時，即使是這麼積極的聽眾也有好幾個人站起來。如果演講長度是一個小時，應該會好很多。

有一次，我收到一個演講邀約，主辦單位說：「聽眾對象是銀髮族，時間是兩個小時」。我回覆道：「兩個小時太長了吧？我想分成兩場，一場講一小時就好。」

越常跑廁所就會越想上

要解決頻尿問題，首先**請勿喝太多茶或咖啡這類含有咖啡因的飲料**。尤其半夜容易醒來上廁所的人，請注意這一點。

另外緊張也會引發尿意。一想到「從現在開始不能去廁所了。」就會立刻想去。因此請保持隨時都可以如廁的輕鬆心情，就不需要跑廁所。

讀者可能會想說「那就多去廁所解尿吧！」令人意外的是，這樣反而會產生反效果。[2]常常跑廁所，會養成只有一點尿意就要去廁所的習慣。一般是**建議老年人自我訓練，多少忍一下再去解尿**比較好。

骨盆底肌是控制憋尿的肌肉群。骨盆底肌一旦衰弱，連笑也會導致尿液外漏，只要一點點小動作就會漏尿。因此，鍛鍊骨盆底肌是很重要的。（圖八）[3]

骨盆底肌的訓練法如下：

首先仰躺，膝蓋彎曲。一邊吐氣，一邊使力收縮睪丸或陰道、肛門附近的肌肉五秒鐘，接著放鬆，吸氣五秒鐘。接著像貓一樣採趴跪姿勢，用手肘、膝

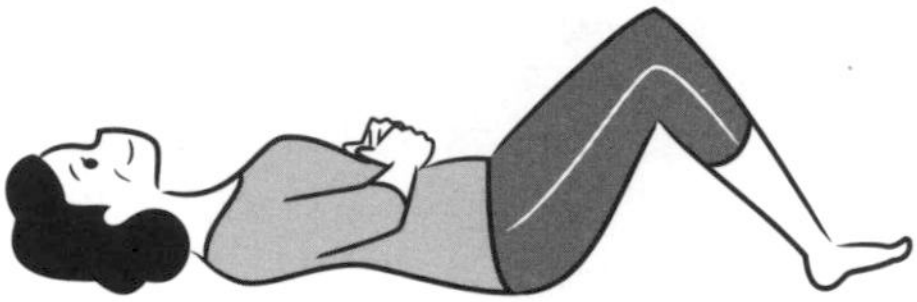

仰躺姿勢（早、晚在被窩中即可）

①到③為一組，每天做二到三次

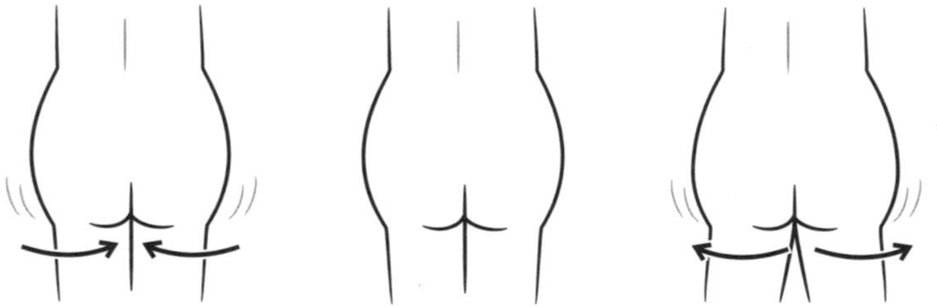

圖八　骨盆底肌訓練法

蓋撐起身體，一樣一邊吐氣一邊收縮睪丸或陰道、肛門附近的肌肉五秒鐘，然後放鬆吸氣五秒。請注意使力的不是身體外側的肌肉，而是內側的肌肉。

如此一來，**不只能改善漏尿，也可改善漏便。**上了年紀後也容易產生排便的問題，因此我非常推薦這個訓練。

搞錯食物纖維的攝取方式會導致便秘

接下來，我想談談老年人的排便問題。老年人不僅容易漏便，也容易便秘。

便秘的原因跟**食量或運動量減少**、**腸子蠕動變慢**有關。對年輕人來說也是一樣。有些年輕人住院之後感到「以前每天排便都很順，住院後卻解不出來」。這也許是因為住院時的食量，大多比平常少的緣故。

盡量多運動、好好進食，是順利排便的祕訣。大便排不乾淨的話，屁也會很臭。

要使排便順暢，**攝取食物纖維和油份**非常重要。

說到要攝取食物纖維，大家可能會就同一種食物吃個不停，但是您知道膳食纖維分為水溶性和不溶性兩種嗎？若沒有兩者都攝取，便秘會惡化。

不溶性膳食纖維很有名。**竹筍**、**蔬菜**都富含不溶性膳食纖維，它可以刺激腸道，增加糞便量。

水溶性膳食纖維則儲藏於**海藻類或有黏性的食物**裡。它是腸道菌的食物，能令腸道菌增加活力，促進腸道蠕動。許多人習慣只攝取不溶性纖維，所以請多食用富含水溶性纖維的海藻類食物。

我覺得電影的上映方式也有問題。很多電影的長度都在兩小時以上，老年人要忍著把電影看完非常辛苦。上演一個小時就安排中場休息、讓觀眾上個廁所比較理想。國外有些電影院就有中場休息，讓觀眾可以上洗手間。趁此空檔還可以賣點心、飲料，對電影院來說也是好事一樁。

像一小時的連續劇中間也有好幾次廣告，所以我想電影院安排中場休息應該也是辦得到的。

老化的真相【16】

一、不喜歡出門是因為無法憋尿。
二、通常可以憋尿一小時，最長九十分鐘。
三、濃縮尿液的能力和膀胱的彈性都降低。
四、男性若攝護腺肥大，會更難憋尿。
五、容易漏便，也容易便秘。

重點摘要

◎周圍人容易犯的錯誤

- 老年人不想出門，卻一直約他出去
- 邀老年人到遊樂場、電影院等必須待很久的場所

◎正確應對方法

・若要邀老年人出門，選擇可以不必憋尿超過一小時的地方

◎預防方法

・鍛鍊骨盆底肌
・盡量多運動，好好進食
・攝取膳食纖維和油份
・水溶性和不溶性兩種膳食纖維都要攝取

◎若已有這種情形

・不要喝太多含有咖啡因的咖啡或茶
・上廁所不要過於頻繁
・在可以忍受的範圍內稍微忍耐不去廁所

後記

這本書，是為了家有老年人的讀者、或從事與銀髮族相關工作的人士、甚至本身已是經銀髮族，以及對自己的老年生活有所擔憂的讀者而寫的。

此外，寫這本書還有一個動機，那就是希望我國成為一個對老年人更加友善的社會。有些店家，明明貼著「顧客至上」的標語，店員的聲音卻又高又刺耳。公家機關牆上貼著「為市民服務」的標語，但公告或文件上的字卻小到難以卒讀。看到這些情形，我覺得很難過。

當然這些店員或公務員並非心懷惡意，甚至可能想盡辦法要服務老年人，但卻沒發現自己用錯了方法。我以前也是這樣，忙了半天卻是白忙一場。這完全是因為大家不了解「老化的真相」之故。

我是個右撇子，但為了提升自己動手術的技巧，曾有段時間在生活中練習使用左手，例如用左手拿筷子、拿東西等。要通過地鐵站的驗票閘門時，我發現用左手很難刷票，心想怎麼沒有方便左撇子刷票的驗票閘門呢？一般的剪刀也很難使用，不過坊間有賣左撇子專用的剪刀，所以問題不大。餐廳裡，店家也都預設客人是右撇子而將筷子擺在食物右邊。在拉麵店用左手吃麵的話，手肘可能會撞倒隔壁客人。種種經驗不一而足。

連左撇子的生活都如此不便，那麼老後的不便之處應該更多。想到這兒，我不禁心頭一凜。

公司行號在了解老化的真相之後，應該會將文件、廣告、說明書等做得更讓老年人容易閱讀吧！餐廳也會更留心適合老年人的調味吧！如此一來，社會將變得對老年人更友善，等到今日的年輕人變老時，這個社會應該也已進化為更加友善的社會。

日本是全世界高齡化最嚴重的國家。有人視之為危機，也有人視之為轉機。有些危機派人士把老人說得很難聽，硬是使用「老害」（企業或組織的領導者在年邁之後依然掌權、讓組織無法年輕化）這種詞，歧視老人。老實說，我非常厭惡這種說法，也許因為我很喜歡老年人吧。

我希望能夠將高齡化視為轉機，打造出一個嶄新的日本，使之成為世上對老人友善的先驅國，讓其他國家效仿，也跟進成為對老人友善的國度。

雖然這麼說，但日本不可能立刻改變，更何況是這個世界。

德蘭修女為了垂死之人和生病人創建照護機構，也在以色列和巴基斯坦之間斡旋，讓雙方暫時停火。德蘭修女獲頒諾貝爾和平獎，在訪談中她被問到：「我們該如何促進世界和平？」修女說：「回家去，好好愛你的家人。」

我們也該把這句話謹記心中，第一步是要愛自己的家人和鄰人，做一些讓他們幸福的事。

如果閱讀這本書對您有些許幫助，請實踐在您自己、家人、親朋好友、同事客戶身上，也許我們就能建造一個讓老年人可以幸福生活的世界。

平松類

参考文献

●行為【1】1）内田育恵ら：全国高齢難聴者推計と10年後の年齢別難聴発症率：老化に関する長期縦断疫学研究より　日本老年医学会雑誌　012;49(2):222-227／2）立木孝ら：日本人聴力の加齢変化の研究　Audiology Japan 2002;45(3):241-250／3）Hearing Loss due to recreational exposure to loud sounds A review. World Health Organization.／4）和田哲郎ら：職業騒音と騒音性難聴の実態について　特に従業員数50人未満の小規模事業所における騒音の現状と難聴の実態調査　Audiology Japan 2008;51(1):83-89／5）Anderson S et al: Reversal of age-related neural timing delays with training. Proc Natl Acad Sci USA. 2013;110(11):4357-4362（雑音がある状況下での聞こえ方が改善したという結果です。）／図1）立木孝ら：日本人聴力の加齢変化の研究　Audiology Japan 2002;45(3):241-250より改変

●行為【2】1）下田雄丈：老年者における聴覚の研究　日本耳鼻咽喉科学会会報　1995;98(9):1426-1439／2）Cervellera G et al:Audiologic findings in presbycusis. J Auditory Res 1982;22(3):161-171／3）青木雅彦：騒音・低周波対策の基礎と事例　紙パ技協誌　2016;70(12):1239-1243／4）Choi YH et al:Antioxidant vitamins and magnesium and the risk of hearing loss in the US general population. Am J Clin Nutr 2014;99(1):148-155／5）厚生労働省　日本人の食事摂取の基準（２０１５年版）の概要／6）文部科学省　日本食品標準成分表２０１５年版（七訂）／7）山下裕司ら：感覚器の老化と抗加齢医学—聴覚—　日本耳鼻咽喉科学会会報　2016;119(6):840-845／8）Lin FR et al:Hearing loss and cognition in the Baltimore Longitudinal Study of Aging. Neuropsychology 2011;25(6):763-770（男性の場合のデータ）／9）Michikawa T et al:Gender specific associations of vision and hearing impairments with adverse health outcomes in older Japanese ;a population -based cohort study. BMC Geriatr 2009;22(9):50／10）Amieva H et al:Self-Reported Hearing Loss, Hearing Aids, and Cognitive Decline in Elderly Adults: A 25-

Year Study. J Am Geriatr Soc 2015 ;63(10):2099-2104 ／ 11）一般社団法人日本補聴器工業会　Japan trak 2015 調査報告書　2015 ／ 12）長井今日子ら：当院補聴器外来における老人性難聴に対する補聴器適合の現況　Auditology Japan 2016;59(2):141-150

● 行為【3】1）石原治：老年心理学の最前線（6）高齢者の記憶　老年精神医学雑誌　2015;26(6): 689-695 ／2）Rubin DC et al:Things learned in early adulthood are remembered best. Memory&cognition 1998;26(1):3-19. ／ 3）Shlangman S et al：A content analysis of involuntary autobiographical memories: examining the positivity effect in old age. Memory 2006;14(2):161-175 ／4）佐藤眞一ら：よくわかる高齢者心理学　ミネルヴァ書房

● 【専欄】1）小原喜隆：科学的根拠に基づく白内障診療ガイドラインの策定に関する研究　2002 ／ 2）立木孝ら：日本人聴力の加齢変化の研究　Audiology Japan 2002;45(3):241-250 ／3）Schubert CR et al: Olfactory impairment in an adult population: the Beaver Dam Off spring Study. Chem Senses 2012;37(4):325-334 ／4）冨田寛：味覚障害の疫学と臨床像　日本医師会雑誌　2014;142(12):2617-2622 ／5）内田幸子ら：高齢者の皮膚における温度感受性の部位差　日本家政学会誌　2007;58(9):579-587 ／ 6）吉村典子ら：疫学　ロコモティブシンドロームのすべて　日本医師会雑誌　2015;144(1):S34-38 ／ 7）佐藤眞一ら：よくわかる高齢者心理学　ミネルヴァ書房／8）成清卓二：高齢者の腎機能とその評価（閉塞性腎障害も含めて）　日本内科学会雑誌　1993;82(11):1776-1779 ／9）名田晃ら：総合的心機能指標　TEI Index の加齢による変化：とくに両心室間の相違　Journal of cardiology 2007;49(6): 337-344 ／ 10）福田健：肺の加齢による変化　Dokkyo journal of medical sciences 2008;35(3):219-226

● 行為【4】1）齋藤静：高齢期における生きがいと適応に関する研究　現代社会文化研究　2008;(41):63-75 ／2）Wegner　DM et al:Chronic thought suppression. J Pers 1994;62(4):616-640. ／3）増谷順子ら：軽度・中等度認知症高齢者に対する園芸活動プログラムの有効性の検討　人間・植物関係学会雑誌 2013;13(1):1-7 ／4）Manor O et al:Mortality after spousal loss: are there socio-demographic differences? Soc Sci Med 2003 56(2):405-413. ／5）日本精神神経学会　日常臨床における自殺予防の手引き　平成25年3月版／6）NIH consensus conference： Diagnosis and treatment of depression in late life. JAMA 1992;268(8):1018-1024. ／7）Cole MG et al: Prognosis of depression in elderly community and primary care populations: a systematic review and meta-analysis. Am J Psychiatry 1999 ;156(8):1182-1189.

● 行 為【5】 1）Hoffman HJ et al: Age-related changes in the prevalence of smell/taste problems among the United States adult population. Results of the 1994 disability supplement to the National Health Interview Survey (NHIS).Ann N Y Acad Sci 1998;855:716-722／2）Cohen LP et al :Salt Taste Recognition in a Heart Failure Cohort. J Card Fail 2017 ;23(7):538-544.／3）福永暁子ら：マウス有郭乳頭における味細胞特異的タンパク質の発現および分裂細胞の動態のライフステージによる変化日本味と匂学会誌 2003;10(3):635-638／4）愛場庸雅：薬剤と味覚・臭覚障害 日本医師会雑誌2014;142(12):2631-2634／5）Schiff man SS:Taste and smell losses in normal aging and disease . JAMA 1997 ;278(16):1357-1362（諸説あり）／6）厚生労働省 平成27年国民健康・栄養調査／7）近藤健二：嗅覚・味覚 耳鼻咽喉科・頭頸部外科2012;84(8):552-558／8）織田佐知子ら：照明の種類が食物のおいしさに与える影響 実践女子大学生活科学部紀要 2011;48:13-18／9）永易あゆ子ら：料理と盛り付け皿の色彩の組み合わせが視覚に及ぼす影響 白内障模擬体験眼鏡による検討 日本調理科学会大会研究発表要旨集 2012;24:55／10）厚生労働省 健康日本21（第二次）分析評価事業 主な健康指標の経年変化 栄養摂取状況調査 亜鉛摂取量の平均値・標準偏差の年次推移／11）冨田寛：味覚障害の疫学と臨床像 日本医師会雑誌 2014;142 (12):2617-2622／12）文部科学省 日本食品標準成分表２０１５年版（七訂）／13）厚生労働省 日本人の食事摂取基準（２０１５年版）／14）尾木千恵美ら：女子大生における塩味に対する味覚感覚 東海女子短期大学紀要 1994;20:43-55／15）Murphy WM:The effect of complete dentures upon taste perception. Br Dent J 1971;130(5):201-205／16）Kapur KK et al:Effect of denture base thermal conductivity on gustatory response. J Prosthet Dent 1981;46(6):603-609／17）Kawahara H et al:Trial Application of integrated metal mesh for denture base. Dental Materials Journal 1986;5(1):73-82／18）三上滋央ら：図解で学ぶ！日常臨床に役立つQ＆A〝加齢と味覚〟の真実第3回口蓋感覚と義歯について Quintessence 2013;32(3):0510-0513

● 行 為【6】 1）Honjo I et al: Laryngoscopic and voice characteristics of aged persons. Arch Otolaryngol 1980;106(3):149-150／2）Trinite B:Epidemiology of Voice Disorders in Latvian School Teachers. J Voice 2017 ;31(4):508e1-508e9／3）Johns-Fielder H et al:The prevalence of voice disorders in 911 emergency telecommunicators. J Voice 2015;29(3):389.e1-10.／4）田村龍太郎ら：脳血管疾患患者の最大発声持

続時間についての検討----空気力学的検査法を指標として----日本理学療法学術大会　2011／5）岩城忍ら：加齢による音声障害に対する音声治療の効果　日本気管食道科学会会報 2014;65(1):1-8／6）Fujimaki Y　etal: Independent exercise for glottal incompetence to improve vocal problems and prevent aspiration pneumonia in the elderly: A randomized controlled trial. Clin　Rehabil 2017;31(8):1049-1056.／7）白石君男ら：日本語における会話音声の音圧レベル測定　Audiology Japan 2010;53(3):199-207（1ｍと耳元の比較データ）

● 行為【7】1）綿森淑子：コミュニケーション能力の障害と痴呆　総合リハビリテーション　1990:18(2);107-112／2）Baltes PB et al:Lifespan psychology: theory and application to intellectual functioning. Annu Rev Psychol 1999;50:471-507.／3）松田実：アルツハイマー型認知症の言語症状の多様性　高次脳機能研究 2015;35(3):312-324／4）Ames DJ:The bimodality of healthy aging How do the diff ering profi les of healthy controls compare to patients with mild cognitive impairment? Alzheimer's Dementia 2009 :5(4); 375-376／5）Snowdon DA：Linguistic ability in early life and cognitive function and Alzheimer's disease in late life. Findings from the Nun Study. JAMA 1996 21;275(7):528-532.／ 6）Verghese J et al: Leisure activities and the risk of dementia in the elderly.N Engl J Med 2003;348(25):2508-2516.／7）Andel R et al:Complexity of work and risk of Alzheimer's disease: a population-based study of Swedish twins. J Gerontol Psychol Sci Soc Sci 2005;60(5):P251-258.／ 8）Wilson RS etal:Life-span cognitive activity, neuropathologic burden, and cognitive aging. Neurology 2013;81(4):314-321.／9）Eggenberger P et al:Multicomponent physical exercise with simultaneous cognitive training to enhance dual-task walking of older adults: a secondary analysis of a 6-month randomized controlled trial with 1-year follow-up. Clin Interv Aging 2015 ;28(10):1711-1732.

● 行為【8】1）村田啓介ら：歩行者青信号の残り時間表示方式の導入に伴う横断挙動分析　国際交通安全学会誌　2007;31(4):348-355（点滅時は走る又は戻る）／2）東京都健康長寿医療センター研究所、東京大学高齢社会総合研究機構、ミシガン大学：中高年者の健康と生活　No4 2014　／3）田中ひかるら：高齢者の歩行運動における振子モデルのエネルギー変換効率　体力科学　2003;52(5):621-630／4）石橋英明：ロコモティブシンドロームのすべて　ロコトレ　日本医師会雑誌　2015;144(1):S12／5）上原毅ら：シルバーカーを使用している高齢者の身体機能について　日本理学療法学術大会　2006;2005(0)

E0993／6）厚生労働省「厚生統計要覧（平成28年度）」／7）西本浩之ら：眼瞼下垂手術におけるGoldmann 視野計による視野評価とその有用性　眼科手術　2009;22(2):221-224／8）加茂純子ら：英国の運転免許の視野基準をそのまま日本に取り入れることができるか?：眼瞼挙上術と視野の関係から推察　あたらしい眼科 2008;25(6):891-894／9）小手川泰枝ら：眼瞼下垂におけるMargin Refl ex Distance と上方視野と瞳孔との関係　あたらしい眼科　2011;28(2):257-260／10）警察庁：平成27年中の交通死亡事故の発生状況及び道路交通法違反取締り状況について

● 行　為【9】　1）Bollen CM et al:Halitosis the multidisciplinary approach. Int J Oral Sci 2012;4(2):55-63.／2）Quandt SA et al:Dry mouth and dietary quality among older adults in north Carolina. J Am Geriatr Soc 2011;59(3):439-445.／3）厚生労働省　平成17年歯科疾患実態調査結果について／4）Outhouse TI et al: Tongue scraping for treating halitosis. Cochrane Database Syst Rev 2016 26;(5):CD005519.／5）塚本末廣ら：唾液腺マッサージと嚥下体操が嚥下機能に与える影響　障害者歯科　2006;27(3):502／6）Munch R et al:Deodorization of garlic breath volatiles by food and food components. J Food Sci 2014;79(4):C526-533／7）Lodhia P et al:Effect of green tea on volatile sulfur compounds in mouth air. J Nutr Sci Vitaminol 2008;54(1):89-94.／8）Walti A et al:The effect of a chewing-intensive, high-fi ber diet on oral halitosis: A clinical controlled study. Swiss Dent J 2016;126(9):782-795.／9）Dou W et al: Halitosis and helicobacter pylori infection: A meta-analysis. Medicine 2016 Sep;95(39):e4223

● 行 為【10】 1）Anderson S et al: Reversal of age-related neural timing delays with training. Proc Natl Acad Sci USA 2013;110(11):4357-4362／2）翁長博ら：騒音・残響音場における高齢者の最適聴取レベルに関する検討　日本建築学会環境系論文集　2009;74(642): 923-929／3）廣田栄子ら：高齢者の語音識別における雑音下の周波数情報の処理　Audiology Japan 2004;47 (5):285-286／4）佐藤正美：老年期の感覚機能・聴覚　老年精神医学雑誌　1998;9(7):771-774／5）長尾哲男ら：老人性難聴者の聞こえ方の理解と対応方法の調査　長崎大学医学部保健学科紀要　2003;16(2):121-126／6）小渕千絵ら：単語識別における韻律利用に関する検討　Audiology Japan 2013;56(3):212-217／7）岡本康秀：補聴器で脳を鍛える｜聴覚トレーニング　耳鼻咽喉科・頭頸部外科　2015;87(4):318-323／8）山岨達也：感覚器領域の機能評価と加齢変化に対するサプリメントの効果　Food style 21 2015;9(11):48-51

●行為【11】1）独立行政法人国民生活センター　医療機関ネットワーク事業からみた家庭内事故―高齢者編―　平成25年3月28日／2）独立行政法人国民生活センター　滑る、つまずく、高齢者の骨折事故　１９９６年10月24日／3）厚生労働省　平成28年　国民生活基礎調査の概況　Ⅳ介護の状況／4）橋詰謙ら：立位保持能力の加齢変化　日本老年医学会雑誌　1986;23(1):85-92／5）中村耕三：ロコモティブシンドローム（運動器症候群）　日本老年医学会雑誌　2012;49(4):393-401／6）張冰潔ら：日常視時における瞳孔径の年齢変化　神経眼科　2008;25(2):266-270／7）権未智ら：高齢者に対する視認性の優れた階段の配色：転倒事故の予防を目指して　デザイン学研究　2009;56(3):99-108／8）骨粗鬆症の予防と治療ガイドライン２０１５年版　骨粗鬆症の予防と治療ガイドライン作成委員会／9）厚生労働省　日本人の食事摂取基準（２０１５年版）の概要

●行為【12】1）Lockenhoff CE et al: Aging, emotion, and health-related decision strategies: motivational manipulations can reduce age differences. Psychol Aging 2007 ;22(1):134-146／2）シーナ・アイエンガー　選択の科学　文藝春秋／3）樋野公宏：買物不便が高齢者の食生活に与える影響とその対策：板橋地域における高齢者買物行動調査の結果分析　日本建築学会計画系論文集　2002;67(556):235-239／4）鎌田昌子ら：高齢者の買い物行動・態度に関する検討（1）：若年層との比較　生活科学研究　2012;34:15-26／5）総務省統計局　平成26年全国消費実態調査　平成27年9月30日／6）消費者庁　平成28年版消費者白書／7）独立行政法人国民生活センター　「60歳以上の消費者トラブル１１０番」　平成28年11月2日

●行為【13】1）中村光男：高齢者の消化吸収能と栄養評価　日本高齢消化器病学会議会誌　2001;3:1-4／2）Karlsson S et al：Characteristics of mandibular masticatory movement in young and elderly dentate subjects. J Dent Res 1990;69(2):473-476／3）Roberts SB et al:Nutrition and aging: changes in the regulation of energy metabolism with aging. Physiol Rev 2006;86(2):651-667.／4）MacIntosh CG et al:Effect of exogenous cholecystokinin (CCK)-8 on food intake and plasma CCK, leptin, and insulin concentrations in older and young adults: evidence for increased CCK activity as a cause of the anorexia of aging. J Clin Endocrinol Metab 2001;86(12):5830-5837／5）Wanskink B et al:Bad popcorn in big buckets: portion size can influence intake as much as taste. J Nutr Educ Behav 2005;37(5):242-245.／6）厚生労働

省　平成27年国民健康・栄養調査　第2部　身体状況調査の結果／7）Wilson MM et al:Effect of liquid dietary supplements on energy intake in the elderly. Am J Clin Nutr 2002;75(5):944-947. ／8）De Castro JM et al:Spontaneous meal patterns of humans: influence of the presence of other people. Am J Clin Nutr 1989;50(2):234-247. ／9）Nakata R et al:The "social" facilitation of eating without the presence of others: Self-reflection on eating makes food taste better and people eat more. Physiol Behav 2017 19;179:23-29.

● 行為【14】1）兵頭政光ら：嚥下のメカニズムと加齢変化　日本リハビリテーション医学会誌　2008;45(11):715-719 ／2）垣内優芳ら：中高齢者の随意的咳嗽力に関連する因子　日本呼吸ケア・リハビリテーション学会誌　2015;25(2):272-275 ／3）千住秀明ら：慢性閉塞性肺疾患（COPD）理学療法診療ガイドライン 理学療法学　2016;43(1)1:64-66 ／4）田村幸嗣ら：2週間のハフィングトレーニングが呼吸機能に及ぼす効果について　日本理学療法学術大会 2011 ／5）小口和代ら：機能的嚥下障害スクリーニングテスト「反復唾液嚥下テスト」（the Repetitive Saliva Swallowing Test: RSST）の検討（1）正常値の検討　日本リハビリテーション医学会誌　2000;37(6):375-382 ／6）若林秀隆：高齢者の摂食嚥下サポート　新興医学出版社／7）Quandt SA et al:Dry mouth and dietary quality in older adults in north Carolina. J Am Geriatr Soc 2011;59(3):439-445

● 行為【15】1）三島和夫：高齢者の睡眠と睡眠障害　保健医療科学　2015;64(1):27-32 ／2）井上雄一：認知症と睡眠障害　認知神経科学　2015;17(1):26-31 ／3）三島和夫：老化を考える（10）加齢、うつ病、そして睡眠と生体リズムの関係について　生体の科学　2012;63(2):140-148 ／4）亀ヶ谷佳純ら：夏期の寝室温熱環境が高齢者と若齢者の終夜睡眠に与える影響　空気調和・衛生工学会近畿支部学術研究発表会論文集　2013;42:169-172 ／5）小西円ら：床上時間や消灯時間が施設入所高齢者の夜間睡眠に与える影響　愛媛県立医療技術大学紀要　2015;12(1):47-50 ／6）Emens JS et al:Effect of Light and Melatonin and Other Melatonin Receptor Agonists on Human Circadian Physiology. Sleep Med Clin 2015;10(4):435-457 ／7）平松類ら：テアニン投与による高酸素負荷ラット網膜血管新生への影響　日本眼科学会雑誌　2008;112(8):669-673

● 行為【16】1）日本老年医学会：老年医学系統講義テキスト　西村書店／2）岡村菊夫ら：高齢者尿失禁ガイドライン／3）福井圀彦・前田眞治：老人のリハビリテーション　第8版　医学書院

國家圖書館出版品預行編目資料

老後行為說明書：解讀父母最需要你了解的16種行為,讓相處和照顧更順利 / 平松類著；黃千惠譯. -- 初版. -- 臺北市：商周出版：家庭傳媒城邦分公司發行, 2018.07
面； 公分
譯自：老人の取扱説明書
ISBN 978-986-477-487-6（平裝）

1.老年化問題 2.老人養護

417.7 107009336

BO0287

老後行為說明書：
解讀父母最需要你了解的16種行為，讓相處和照顧更順利

原文書名／老人の取扱説明書
作　　者／平松類
譯　　者／黃千惠
責任編輯／劉芸
企劃選書／劉芸
版　　權／翁靜如
行銷業務／周佑潔

總 編 輯／陳美靜
總 經 理／彭之琬
事業群總經理／黃淑貞
發 行 人／何飛鵬
法律顧問／元禾法律事務所　王子文律師
出　　版／商周出版
臺北市104民生東路二段141號9樓
電話：(02) 2500-7008 傳真：(02) 2500-7759
E-mail：bwp.service@cite.com.tw
發　　行／英屬蓋曼群島商家庭傳媒股份有限公司　城邦分公司
臺北市104民生東路二段141號2樓
讀者服務專線：0800-020-299　24小時傳真服務：(02) 2517-0999
讀者服務信箱E-mail: cs@cite.com.tw
劃撥帳號：19833503　戶名：英屬蓋曼群島商家庭傳媒股份有限公司城邦分公司
訂購服務／書虫股份有限公司客服專線：(02) 2500-7718；2500-7719
服務時間：週一至週五上午09:30-12:00；下午13:30-17:00
24小時傳真專線：(02) 2500-1990；2500-1991
劃撥帳號：19863813　戶名：書虫股份有限公司
E-mail: service@readingclub.com.tw
香港發行所／城邦（香港）出版集團有限公司
香港灣仔駱克道193號東超商業中心1樓
E-mail: hkcite@biznetvigator.com
電話：(852) 25086231　傳真：(852) 25789337
馬新發行所／城邦（馬新）出版集團【Cite (M) Sdn. Bhd.】
41, Jalan Radin Anum, Bandar Baru Sri Petaling, 57000 Kuala Lumpur, Malaysia.
電話：(603) 9057-8822　傳真：(603) 9057-6622　E-mail: cite@cite.com.my

封面設計／黃聖文
印　　刷／韋懋實業有限公司
總 經 銷／聯合發行股份有限公司　電話：(02)2917-8022　傳真：(02)2911-0053
地址：新北市231新店區寶橋路235巷6弄6號2樓

■ 2018年7月5日初版1刷　Printed in Taiwan
■ 2023年6月12日初版3.9刷

ISBN 978-986-477-487-6

定價／350元　

城邦讀書花園
www.cite.com.tw